多発性硬化症の妻が教えてくれたこと

矢澤淳良
YAZAWA ATSUYOSHI

幻冬舎MC

多発性硬化症の妻が
教えてくれたこと

はじめに

「この病気は原因不明で一生完治せず、間もなく車椅子が必要になってその後寝たきりになる」と医師団に宣告されたとき、どうしたら良いでしょうか。

私も最初はそうでしたが、一般的にはお医者様の言葉を信じて指示に従うでしょう。たとえ増悪の一途を辿っているとしても、「お医者様が言うのだから仕方がない、これも運命」と諦める以外に方法がないのが現状ではないでしょうか。私にはそれができませんでした。

7年間苦しみながら入退院を繰り返す妻を看病する傍ら、改善の方法を求めて試行錯誤しながら懸命に模索し続けました。そしてついに第二の選択肢、断食と食事療法への挑戦に辿り着いたのです。結果は、予想通りの素晴らしいものでした。

難病発症から23年が経過した現在、薬の服用もせず、車椅子も必要とせず、寝たきり状態になることもなく元気に幸せな生活を送ることができているのです。たまたま運が良かっただけではないのかとか偶然が重なっただけでしょうなどと思われる方も多いかと思いますが、決してそんなことではないのです。**人間の身体は、その人が食べた食物でできているのです。極めてシンプルなのです。**この事実を多くの皆さんに知っていただき、健康長寿の参考にしていただければありがたいと思っています。

重要なポイントは、「決して諦めない」という強い気持ちです。そして固定観念、既成概念を払拭して、発想を１８０度転換することが必要であると思っています。活路は必ず開けるはずです。

２０２３年3月1日

矢澤淳良

目次

第6章　望ましい食事法

序章　挑戦の半生

マイ・トレジャー・アイランド

24歳で結婚した私たちは、間もなく結婚後60周年を迎えます。その人生の荒波の中に、妻は素晴らしい宝島を見つけてくれました。家族です。

授かった二人の娘は愛情深く成人し、漂着した何事にも熱心に取り組む実直な娘婿が加わり、かわいい男の孫二人を儲けてくれたのです。

孫たちは、いつも楽しい話題を提供してくれる「ばあば」が大好きです。

私の父親の実家は長野県下伊那郡伊賀良村という養蚕の盛んな農村地帯でした。そこにご先祖様の墓地があり、住んだ期間がまったくない私ですが、長男であるという理由で親から引き継ぎお守りをさせていただいております。

お盆に家族揃ってお掃除兼墓参に行きますのを恒例にしているのですが、孫たちも参加を楽しみにしてくれています。

また、娘たちが子供の頃から続けています暮れの臼と杵で行います手作業の餅つきも、今では孫たちが主役です。

孫たちが成長した２０１６年と19年に行きましたイタリア家族旅行も、楽しかった思い出として宝物の一つになりました。

現役時代、無事に勤務が続けられたのも妻の支えの賜物であり、たくさんの宝物を用意し明るく楽しい幸せな家庭を築いてくれた妻にはこれからも感謝し続けなければならないと思っています。この島の平和と安全安心は、私に守る責任があるのです。

パイロットになろうと心に決めたあのとき

私の生い立ちについて、ご披露したいと考えているわけではありません。

妻が難病を発症して一生完治しないと宣告を受けた際に、一瞬頭の中が真っ白になったのは事実です。その後すぐに発想を転換して原因の追究に没頭することができたのは、幼少期パイロットになる決意をしたときから35年に及ぶ現役生活を通じて醸成された思考形態・思考性癖が強く影響している可能性があると考えられるからです。「飛行中怖いと思ったことは何回ぐらいありましたか」と聞かれることがよくあるのですが、緊急事態が発生したときは瞬時に安全に飛ぶ方策を考え実行します。次にその時点でのベストと思われる復興方法を考え実行します。というように音速に近い中で次々に考え実行しなければならないことがあり怖いと思っている暇がないのが実態なのです。

私は太平洋戦争勃発1年前の昭和15年（西暦1940年）4月18日に、旧満州国奉天市（現在中国東北部の遼寧省瀋陽市）で生まれました。

父親が旧帝国陸軍の関東軍に所属する軍属であったため、生後しばらくは奉天の陸軍官舎で、2～3歳の頃錦州市の陸軍官舎に移り住み、5歳になるまでそこで過ごしました。

たぶん3歳か4歳の夏だったと思いますが、近所に住む優しい軍人さんに連れられ、近くの飛行場で行われた航空ショーを見物する機会がありました。

見たことのない物体が、大きな音を立てて鳥のように広い滑走路周辺上空を舞う姿に強烈な衝撃を受けました。

軍人さんに「あれは何なの」と質問しますと、「飛行機といって中に人が入っている」と教えてくれました。将来自分があの中に入ってやろうと決意した瞬間でした。その後間もないある日、近所のおばさんたちが大勢集まり、白い割烹着姿でしくしく泣いていました。なぜ泣いているのか尋ねますと、航空ショーに連れていってくれました優しい軍人さんがフィリピンの南方方面軍に転勤途中、乗っていた輸送船が撃沈されて戦死したとのことでした。

誰がそんなひどいことをしたのかと尋ねますと、鬼畜米英の航空母艦から飛び立った飛行機だとの答えでした。それに仕返しする方法を重ねて尋ねますと、飛行機で航空母艦に体当りすれば良いと話してくれました。

よし、それでは自分がその役割を果たそうと心に誓ったことを思い出します。太平洋戦争中とは、そのような時代でした。

5歳になって間もない終戦直前の昭和20年5月、父親が東部軍に転勤となり日本に帰ることになりました。東京はB-29爆撃機の攻撃に毎日さらされていたため、転勤先の部隊が群馬県安中市に疎開しており、父は単身で赴任しました。母と私は、東京の南多摩郡稲城村という水田と梨畑が広がる田舎にあった母の実家に身を寄せることになりました。

鉄道で朝鮮半島を縦断して、南朝鮮の釜山港で対馬海峡を渡る関釜連絡船に乗船し山口県の下関港に到着する予定でしたが、遠く離れた九州の博多港に入港しました。終戦直前の当時、対馬海峡は米軍が制海権を握っており、無数の潜水艦が遊弋《ゆうよく》して日本の船舶をことごとく撃沈していました。

私たちが乗船した連絡船の船長さんは、海峡の潮流等海象・気象を熟知した機転の利く素晴らしい船乗りで暗くなってから出港し、潜水艦が攻撃目標を探すために聴取するスクリューの音を出さない工夫をして、沖に出たところでエンジンを止めたのです。その結果、潮流に乗って早朝福岡県の博多港に流れ着いたとのことでした。

しかし、荷物を載せた別便は撃沈され、文字通り着の身着のままの状態でした。

東京への鉄道による移動途中、名古屋駅のホームが空襲で燃え上がり懸命な消火作業が行われていたことを記憶しています。

また、浜名湖の鉄橋が空襲されたとの緊急連絡が入ったということで鉄橋の手前で列車が止まりました。停車後間もなく、全員列車から降りて線路との間に潜り込むようにとの乗務員によるメガフォンでの伝達がありました。指示に従った直後、戦闘機の機銃掃射を受けました。ダダダダという音とともに、列車に沿って砂煙が走るのを目撃しました。

今振り返ってみますと、パイロットの顔が見えるほど超低空の射撃でしたので、列車のような大きな的を外すということは考えられがたいのです。たぶん乗っている多くの民間人が犠牲になることを避け、威嚇射撃に止めたのではないかと想像しています。戦時中でも慈悲深い人は必ずいるものだと、感慨深く思い出します。

終戦の8月15日まで3ヵ月間は連日空襲警報が鳴り響き、そのたびに庭の一角に掘ってありました防空壕に駆け込みました。夜は必ず照明を黒い布で覆い、光が少しでも外に漏れるのを防ぐ工夫をしていました。

そして終戦の日。天皇陛下の玉音放送をなぜか庭先に敷いた稲わらで編まれた敷物に座って聴き、防空壕への避難や夜間電灯を黒い布で覆う必要がなくなった安堵感で子供ながらにホッとした記憶がよみがえります。

戦後間もなく進駐軍が占領した東京立川市にありました飛行場から飛び立った双胴式戦闘機が上空低く飛び交うようになり、それを見るたびにパイロットになる決意をますます強固なものにすることになりました。

しかし、敗戦直後の数年は食糧難で、配給の食べ物が一人一日大豆一握りという日もありました。後ほど触れますが、この経験が食に対する認識を一変させる潜在的な思考の原点になったのではなかろうかと考えています。

私たち家族は、食糧難を乗り切るために二反歩（600坪）ほどの水田を買い求め、夏場は米を冬場は麦を栽培しました。その他に、じゃがいも、サツマイモ、里芋の根菜類、大根やホウレン草など野菜類も収穫するようになり、ようやく飢えから解放されました。

田舎は農家の方々が親切で、私も近所のお兄さんから馬を使った田起こしや田んぼの土を細かく砕く代掻きの手解きをしてもらい、小学4～5年生頃から田植えの準備ができるようになりました。

米の収穫が終わった後に撒いた麦が5センチくらいに成長した早春、しっかりした根の成長を促す目的で上から足で踏みつけるのですが、この麦踏み作業が下校した私の日課でした。ちょうどひばりがチチチチと畑上空に舞い上がる時期で、作者がどなただったかは忘れましたが、学校で習いました「今はまだ　ひばりが丘に　こもれども　いつか雲井の　そとに名のらん」という短歌を思い出しながらパイロットになる決意を確認しつつ作業を続けたことを思い出します。

小学校、中学校時代を村で過ごし、当時日本で最も高性能といわれていましたアメリカ製ジェット戦闘機搭乗員を目指して防衛庁の学校に進みました。

卒業後は航空自衛隊への入隊を希望していましたが、まだ飛行機がしばしば墜落する時代でしたので、長男で兄弟がいない私は母親の猛反対に遭いました。話し合いの結果、飛行機より艦のほうがましだと母が納得し、卒業後は海上自衛隊に入隊することになりました。

しかし、これは私の策略でした。母は、海上自衛隊にも航空部隊があることを知らなかったのです。「母親はもったいないが騙しやすい」という川柳を地で行ったことになります。

順調に海上自衛隊航空部隊の大型対潜哨戒機パイロットになり、10年間勤務しました。最後の数年は機長として、当時日本近海を遊弋していました旧ソ連の原子力潜水艦を追尾・監視する業務などに従事しました。

そして昭和49年、防衛庁からの割愛という形で民間の航空会社に入社し、以後25年間にわたり国際線のパイロットとして世界中を飛び回りました。

２０００年、大型旅客機ダグラスＤＣ-10の機長を最後に定年退職しましたが、通算35年間、楽

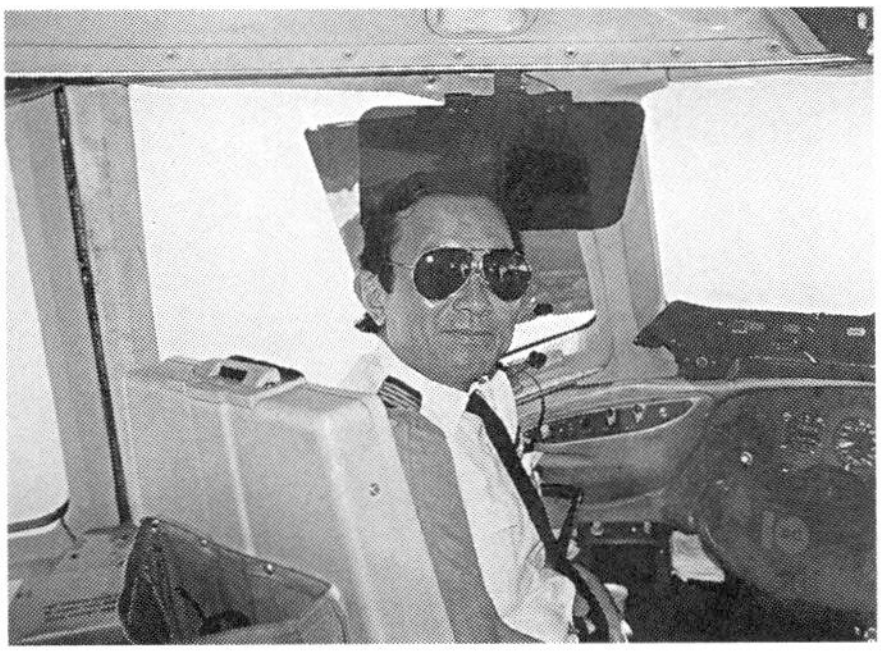

写真１　パイロット時代

しいパイロット人生を送らせていただきました。なかでも海外駐在員として同居していた父親を含む家族全員でイタリアのローマに赴任し、ヨーロッパ各国から中近東までの飛行便に乗務した時代は、さまざまの貴重な体験と楽しい思い出がいっぱいで、我が家の宝になっています。

定年後元気なのは妻が難病を発症したおかげ

その後の人生ですが、私の定年退職半年前、妻が難病を発症しました。パイロット時代のさまざまな経験を思い出し、難病治癒という未知の難題に果敢に挑戦し、ついに治癒させることに成功しました。

7年間入退院を繰り返し寛解で退院したときも床に伏す時間が多くありましたため、家事全般を手伝いました。その合間に難病治癒の方策を見出すべく調べることが膨大にあり、おかげ様で退職後も退屈する暇がありませんでした。元気に80歳を過ぎた今を楽しむことができているのは、妻の病気を二人で一緒に乗り越えるチャレンジに取り組めたおかげであると感謝しています。

妻の病巣がなくなり、主治医から治癒していると告げられた前後の2010年から、より深い栄養学の習得を目指してアメリカコロラド州デンバーにありますNTI（栄養療法大学）の通信教育を受講しました。無事2年間の教育を修了し、2012年栄養コンサルタントの認証を受けました。

そして、妻の難病治癒体験を病気で苦しんでいる多くの皆さんにご披露し、少しでも参考にしていただければありがたいと思い本の執筆を決意した次第です。

ヒトは十人十色でまったく同じ人間は存在せず、人体の中身もまったく違う場合がほとんどです。でも似た部分は少なくないはずですので、参考になることも多いのではないかと思います。

困難と思われる未知の事柄に遭遇しても、決して諦めずチャレンジを続けるならば必ず解決の糸口が見出せると思っています。

この本は、現代医学の医師から「原因不明であり一生完治せず、間もなく車椅子が必要になり、その後寝たきり状態になる」と宣告された、国の特定疾患に指定されています〝多発性硬化症〟を克服した体験記です。

過去に一度も聞いたことのない病名であり、症状があまりにもひどく、本人はもとより家族たちもただただ困惑して右往左往するばかりでした。

しかし、私は諦めずに「不明」といわれた原因を追究し続け、発病から10年が経過した2010年MRI検査後の画像を見た主治医から「これは治癒しています」と告げていただきました。

読書の習慣がなかった私が、数えきれない関連書籍とインターネットの関連記事を読んで難病発症のメカニズムを模索するのは至難の業でしたが、原因究明には知識を得ることが何よりも必要であり急務でした。

調べた範囲には納得できる病気発症のメカニズムや多発性硬化症が治癒した経験を紹介する書物は見当たりませんでしたが、知人の一言が克服のきっかけを作る糸口になりました。

過去に大病を患った経験を持つ知人は、化学肥料を使わない無農薬の循環農法で農業を営まれている農場主です。来宅された折、妻の大きく膨らんだ病院からの処方薬袋を見て、「奥さん勇気あるねー。その薬全部飲んでいるの」と薬害の恐ろしさを示唆され、そのとき教えてくださった聞き覚えのない「千島学説」がヒントになったのです。

おかげ様で既成概念・固定観念を払拭して発想を転換することができ、現代医学と異なる第二の選択肢「断食と食事療法」に取り組む決意をするに至りました。

これまでも何人かの若い女性から問い合わせがありお答えさせていただきましたが、

身体内や病気治癒メカニズムなど科学的根拠までお話しする機会がありませんでした。

この本では私が求めていました多発性硬化症という難病の発病から治癒に至った経緯などのメカニズムを紐解きながら、できるだけわかりやすく解説することに重点を置いたつもりです。

ただし医者でも生物学者でもない私の、にわかに学んだ知識がベースになっていますのでその点を了解していただきたくお願いいたします。当を得ない箇所も多いかと思いますが、妻の難病快癒は間違いのない事実です。

若い皆さんご自身の体調不良や小さいお子さん、ご両親などご家族に大きな健康問題が生じることなく、健やかで有意義な楽しい生涯を送っていただくために、少しでもお役に立つことができればありがたいと思っています。

第1章 原因不明

風邪のような症状が兆候だった

1999年10月、妻が自己免疫疾患である多発性硬化症を発症しました。1～2ヵ月前から風邪のような症状でグズグズしており、近所の内科医を受診したところ風邪薬を処方されました。

しかし4、5日後、夕食の片付けで食器類を洗いながら、「水を扱う左右の手の感覚が違う」と訴えてきました。次の日の早朝、私が仕事で家を出るときやっとのことで起き上がり玄関まで見送りに来たのですが、片足を引きずっていました。妻の話では、その直後に症状が悪化したとのことです。

当時川崎に住んでいました長女を呼び出し、付き添われて近隣病院の救急外来を受診しましたが、問診中に手足が麻痺して崩れ落ち立ち上がることができなくなり即入院、ステロイドの点滴注入が開始されたそうです。私が翌日帰宅してすぐに病院に行きましたときは、左半身がピクリとも動かせない状態でした。

３日間のステロイドパルス療法が終わるとわずかに指先が動くようになり、１週間ぐらいで寝返りもできるようになったと記憶しています。

リハビリを終え、家事がなんとかできるくらいになり退院をしましたが、その約３年後には右目の視野が狭くなり再度入院し、再びステロイドパルス療法を受けこのとき初めて「病名は多発性硬化症である」と告げられたのです。

聞き覚えのない方も多いと思いますが、多発性硬化症とは、本来よそから侵入してきたウイルスや細菌から身体を守る役割を持つ物質である白血球が、神経細胞を攻撃し神経伝達が阻害され手足等の運動機能障害を引き起こす病気です。このような免疫システムに異常が出る病気は「自己免疫疾患」と呼ばれます。

妻の場合、発症当初は手足がまったく動かず、３日間のステロイドパルス療法終了後も手足のしびれ、ピリピリ感、尿や糞便の排泄障害がありました。

各地における最近の（２０１７年）疫学調査によれば、日本の患者数は全国で約１

万9千人、世界では約230万人といわれています。日本では北海道、欧米では高緯度地方に多く発生しているそうです。

なぜかいずれも酪農の盛んな地域であることが、注目すべき点ですが、多発性硬化症は比較的若い女性に発症例が多いといわれます。

妻は間もなく60歳というときでしたので、年齢的にはかなり遅い発症でした。医師の方々は原因不明で寛解と再発を繰り返し、再発のたびに増悪し、間もなく車椅子が必要になり、その後寝たきりになって一生完治しないと言われました。

処置といえば多数の薬を処方され、その他に病状を極力抑える目的で1日おきにインターフェロンの自己注射をするよう指示をされるくらいです。

定期健診で病院に行きますと主治医の先生は、間もなく良い薬が開発されるからもう少し頑張りましょうと希望を持たせてくださいました。しかし、現実には薬の副作用と思われる症状が次々に発現し、複数の医師が言われる通り増悪の一途を辿っているように思われました。

それまで妻は元気で活動的に生活しておりましたのでまさに青天の霹靂、本人はもとより私も頭の中が真っ白になり、奈落の底に突き落とされた思いでした。

発症から3～4年後、セカンドオピニオンを求めて多発性硬化症の分野では最高権威のお一人といわれています医師の診断をお願いすべく、小平市にあります国立の専門病院を訪れました。

妻は診察を待つ間も長時間椅子に腰かけていることができず、ベンチに横になってしまうありさまでした。

診察が始まり、持参しました発症当初のMRI画像を一瞥した先生は「これは多発性硬化症に間違いありません」と断言され、以後1ヵ月ほどその病院に入院しました。入院して目にした患者さんは重篤な方が多く、妻は自分もこのような状態になるのかと大変ショックを受けたようでした。

発症時から寛解して退院後も常に身体全体のダル重さと両手足のピリピリ感・しびれ感は続いていたようですが、特に外出して帰宅後の疲労感は激しかったようで必ず横になっていました。2003年5月、2度目の視野狭窄で入院し、ステロイド療法を受け「多発性硬化症」との診断が下されたのですが、その直後にインターフェロンの自己注射を指示されたのです。痛さは我慢の限界を超えるほどであったようで、日記を残してありました。以下原文のまま掲載します。

2003年

8月15日（金）　注射部位熱を持ち痛く感じる　軟膏を塗るもかわらず　足がしっかりせず

8月18日（月）　右脚左脚部位が特に痛い　タオルで冷やすと少しの間おさまる

8月22日（金）　前夜の冷房で体調をくずし鼻水激し　熱はなし　腰が痛む

8月23日（土）　発熱8度1分　汗をひどくかく　食欲全くなし　水分のみ

8月24日（日）　熱少し下がり7度7分～7度2分　少し食べられる

8月25日（月）　朝7度8分　食欲あり

8／26 水　注射（右脚）注射部位が炎症ひどく痛い　歩行もしっかり力が入らず　疲労感はなはだしく　風邪気味7・2度

8／27　外出　疲れはあるもリフレッシュ出来た

8／28　疲れ気味で休養の日となる

8／29　疲労感　注射部位痛く歩くのもつらい

8／30　疲労感あり　注射部位が腫れ痛い

8／31　右腹の注射　その晩と翌晩二晩痛み激しく眠れず　冷やすと少し収まる

9/1（月）　痛み激しく予約外で病院にゆく　先生部位をみてこれでは無理しばらく休みましょう（インターフェロン）　様子を見ます　来週皮膚科紹介状をもって受診して下さいと

9/2　痛み部位冷やすことによって少し楽になる　痛みもおさえられる気がするがつらい

9/7　腫れも炎症も痛みも楽になる

9/8　松永先生の診察をうけ（皮膚科、整形外科も）本日より又インターフェロンを始めることになる

9/9　昨夕注射　脚が重い　腹部の痛みは気にならない

9/10　東京まで出掛けたが無事に注射できた

9/11　ゆっくり休養の一日となる　残暑

9/12　残暑　休養　生姜づけ造る

9/15　残暑　朝夕過ごし易し　阿部先生宅（茶道の先生）にゆく　さすが帰りは脚が動かない位になる　でも精神的には充実している

9/17　渡辺さん宅（茶道の仲間）にゆく　楽しかった　朝06：30家を出て空港で時間待ち　椿さん（私のゴルフ仲間）みえる　サンマで

一杯　注射順調

9／18　パパ稲城の同窓会アルバム届く　とし江ちゃんにＴＥＬ　久し振りにお茶楽しく

9／20　胃が少し痛い　大松さんで野菜の療法をきく

9／22　眼科検診　視野　視力共変化なし　先生どうしてかな？　という感じ

9／23　大和墓参（妻の実家）

9／24　普通にジョイフルホンダとボンベルタ　賢笙の誕生祝求める　ママのラジカセも

9／25　米の配送の準備　夕方クロネコヤマトに出す　竹下さんから素晴らしいブドウ頂く　渡辺先生にＴＥＬ　チャリティーのこと　月釜のこと

9／27　昨夜お稽古から今朝の研究会行きとちょっとハードだったががんばりたい

9／29（月）　注射少し打ちにくく痛かった

10／1（水）　注射は大層馴れたが鼻血　疲労感と脚　目がつらい

10／３（金）　注射順調　脚　目　疲労感あり
10／５（日）　注射順調　疲労感あり　脚のだるさが気になる　鼻血
10／７（火）　注射順調　外出したが見えにくくとても不自由を感じる　脚も重い

このようにつらい注射を続けても改善の兆候を感じることができなかったために、セカンドオピニオンを考えるようになったようです。お医者さんが原因不明と言われるのでどこの病院に行っても同じことを言われるだろうと私が言いましたところ、一人で専門病院に行きました。しかしＭＲＩ画像と脳脊髄液の検査データを持参するようにと言われ、後日最初に受診した病院から取り寄せて私も同行しました。

ステロイドパルス療法の副作用

入院時は、最初の発症時と同様に「ステロイドパルス療法」が主な治療法です。ステロイドは体内に生じた炎症を抑える作用や免疫力を抑制する作用があるといわれます。そのため多発性硬化症のような自己免疫疾患の治療に薬として使用されますが、薬としての副作用が数多く報告されています。

パルス療法開始に当たって担当医師から、次のような副作用出現の可能性について説明があったそうです。

体重増加、満月様顔貌・高血糖、糖尿病・消化管潰瘍・骨粗鬆症、大腿部骨頭壊死・精神障害（不眠症、多幸症、うつ症状）、白内障・緑内障、劇症肝炎・感染症誘発・増悪、ステロイド筋鞘症、副腎不全など

妻に最も強く現れた副作用は、満月様顔貌（ムーンフェース）、白内障、骨粗鬆症、うつ症状（インターフェロンの自己注射で発現）でした。以下にそれぞれの副作用の詳細を記載します。

副作用1　満月様顔貌（ムーンフェース）

ステロイドは内分泌系（ホルモンを産生し分泌する組織）の一つである副腎（腎臓の上部にあるソラマメのような形の臓器）で産生し放出するホルモンでいくつかの種類がありますが、その一つに糖質コルチコイドという物質があり、その一種がコルチ

ゾールになります。

コルチゾールはアドレナリンと同じように、ストレスを感じた緊急時に分泌され血圧や血糖値を高める作用でエネルギーの増産を促しますが同時に免疫を抑制します。

ステロイドパルス療法は、自己免疫疾患などのときに免疫を抑制する目的で体内に点滴注入する療法であると認識していますが、このコルチゾールには糖新生を促す作用もあるのです。病気などエネルギー増産を必要としないときに余剰のブドウ糖が産生されますと、貯蔵するために脂肪酸に変換されます。結果的に脂肪の付きやすい顔や腹部に蓄積するため、ムーンフェースになるのではないかと考えています。

妻は顔が大きくなるのを大変嫌がっていましたが、人に会うのが大好きでしたので知人・友人がお見舞いに来てくださるのを楽しみにしていました。

副作用２　白内障で右目の視力を失う

ステロイド剤は免疫力を低下させる作用がありますので、目（水晶体）の構成要素であるたんぱく質の一種クリスタリンが活性酸素に攻撃されても防御することができず、水晶体が濁る結果になったのではないかと考えられます。

妻の右目は完全に視力を失い、左目は白内障を患うという状況で、大変不自由な生活を強いられている様子ですが、幸いにも白内障手術で左目の視力は回復しました。片目でも、案外慣れるようです。

ちなみに、7年間自動車の運転ができませんでしたが、運転免許証は何とか更新していました。一般公共交通機関のバスが1日数本という私たちの居住地域では、車を使うことができませんと生活が難しくなります。

回復後、車の運転は問題なくできるようになっていましたが、82歳になった更新時、運動機能、特に動体視力の低下を感じたようで免許証の返却を決意しました。田舎に住んでいるため不便を感じているようですが、現在は私が運転手を務めています。私の都合が悪いときは、町に新設されました「オンデマンドタクシー制度」を利用しています。

副作用3　骨粗鬆症で3回の骨折

先ほど述べたように、ステロイド剤はコルチゾールを活性化しますので、糖新生が活発に行われます。糖新生では複数の酵素が働きますが、補因子としてマグネシウムが必要です。

このように、ステロイド剤の投与はマグネシウムを浪費してしまいますので、骨形成に必要なマグネシウムが不足するため骨粗鬆症発症に至るのではないかと考えています。結果的に、身長は10センチも減少しました。

骨形成には、カルシウムの他にマグネシウムとリンが必要です。また、カルシウムの吸収にはビタミンDが必須であり、マグネシウムはビタミンD活性化にも欠かせません。

10年前に検査したとき、妻の骨密度は47％と低値でしたが、2022年6月の検査では67％まで回復していました。ただ、70％以下を骨粗鬆症と定義されているそうですので、しばらくはカルシウムとマグネシウムを多めに摂取する必要があると考えています。

コロナ禍で外出する機会が少なくなり日光を浴びる頻度が減りますと、ビタミンDが必要量を下回る可能性が出てきます。そんなときは、サプリメントで補うように心掛けています。

副作用4　うつ症状がひどくなり家庭内に暗雲が漂う

ステロイド剤は自律神経の交感神経を活発化させ副交感神経を抑制する働きもあります。交感神経はマイナス思考を促すと考えられますので、ステロイドを使用した治療ではうつ症状が出現しやすいのではないかと考えられます。

妻は、症状の増悪を遅らせるためであるとの説明を主治医から受け、1日置きのインターフェロン自己注射を指示されました。へそ周りと両太ももに注射をするのですが、2~3巡目から発赤・発熱・浮腫・疼痛の炎症が現れ血漿が漏出し、疼痛は耐えられないほどのようでした。

こうした状況になって、「なぜこの辛さが理解できないのか」などと言って、家族に当たるようになりました。痛みによるストレスが亢進してコルチゾールを放出させ、うつ状態に至らしめたと思われます。

うつ症状が頻発し、QOLはどん底の状態まで落ち込みました。本人はもとより家族も、ただひたすらに我慢する以外方法がありませんでした。家庭内は暗いベールに包まれた感じでした。

難病発症の引き金　不適切な食習慣

難病を患っていると発覚したとき、当然ながら「何が原因で」ということに考えが及ぶことがあります。そうしてこれまでの生活を思い返すとあることに行き着きました。

発病前の食生活ですが、妻は肉類と甘いものが大好きで、牛のステーキ、すき焼き、焼き肉、肉野菜炒めなどほとんど毎日肉類が食卓を賑わし、食後には別腹と称して甘い和菓子、チョコレート、ケーキといったデザートを欠かしませんでした。当然、野菜類の摂取は少なくなり、生野菜サラダを食べる習慣はありませんでした。

結婚当初から生理痛がひどく、１週間から10日の便秘はたびたびのことでした。また乗り物酔い、花粉症も極めて重いものでした。妊娠しますと悪阻《つわり》がひどく、寝込むこともしばしばありました。

聞けば、若い頃から朝食をしっかり摂り、肉類が多くて食物繊維の少ない昼食と夕食に加え間食、特に就寝前の間食に甘菓子類を多く摂っていたようです。

その結果、消化器官の機能を混乱させ消化不良を来したものと思われます。便秘により横行結腸に窒素残留物が長時間滞留して37℃近い体温で腐敗が発生し、腸内環境が悪化したものと推測されます。

余談ですが、腐敗と醗酵はともに細菌が関与し、メカニズムが同じ現象であるといわれています。常在細菌の善玉菌が生産するビタミンＢ類などはヒトにとって有用であるため、この場合「醗酵」となるわけです。一方、悪玉菌が生産するニトロソアミンなどアミン類はヒトに有害なため「腐敗」という分類になるそうです。

生活習慣病の多くは、間食のしすぎや夜更かしなど不健康な生活習慣、食べ過ぎ・偏食を含めた不適切な食習慣による消化不良で腸内環境が悪化することが主な原因であると私は考えています。

大腸の横行結腸や直腸に残留しています未消化のたんぱく質は、常在細菌の悪玉菌によって分解されるそうです。便臭の源になる化学物質のインドールとスカトールや硫化水素などは、窒素残留物が分解されると発生するようです。

臭いだけならまだましですが、同時にがん発生物質といわれていますニトロソアミンを始めとする各種アミン類の毒素も生じさせ、それが全身を巡り、生命体の最小単位である細胞周辺の環境を悪化させ、細胞を傷つけ脆弱にすると考えられます。

特にハム・ソーセージ・ベーコン等加工食品の多食は、「環境ホルモン」ともいわれています合成化学物質を大量に取り込むことになると危惧されています。これらは構造が内分泌系のホルモンに類似しているため、内分泌機能に変化をもたらし生体内ホルモン作用を阻害すると警告されています。

人間の生命や健康を維持するためには、体温、血圧、血中pH（水素イオン：H^+濃度）などを一定に保つ必要がありますが、良い血液が産生されませんと血液循環が滞り、生体の恒常性（ホメオスタシス）維持に必要な神経系、内分泌系、免疫系などを狂わせて、身体全体の免疫力を低下させてしまうと思われます。

この免疫力低下が生活習慣病、新型インフルエンザ等病気発現の最大要因ではなかろうかと考えています。

先ほど臭いについての話がありましたが、食べ物として摂取した肉類が消化吸収できず、栄養になっていないことは、オナラや便の匂いで確認することができます。これは誰でも簡単にできる消化不良の確認法です。

腸内には約１０００種類、１００兆個、重さにして１・５kg近くの細菌が生息しているといわれます。それらの細菌は、ビフィズス菌や乳酸菌などの善玉菌（人体に有用な働きをしている）、食中毒の原因にもなるクロストリジウム属のウエルシュ菌などの悪玉菌（人体に害をもたらす菌類）、そしてどちらの働きもする日和見菌という三つの種類に分類されるのはご存じでしょう。

消化管内には代謝の段階で発生したさまざまな種類のガスがあり、腸の蠕動運動に従い押し出されてオナラになりますが、食物繊維や炭水化物を分解する善玉菌や日和見菌が発生させる水素やメタン、二酸化炭素などがガスの99％以上で、これらは無臭です。

一方、悪玉菌が横行結腸などの窒素残留物を分解しますと独特な強い不快臭（茹で卵の腐敗臭）を持つ硫化水素、二酸化硫黄、二硫化炭素などを発生させます。この悪臭は、メチオニンやシステインという含硫アミノ酸（硫黄を含むアミノ酸）が分解されたことを意味します。

また、便が臭い理由は、インドール、スカトールという物質が生成されているからです。幸せホルモンといわれるセロトニンの原料でもあるアミノ酸のトリプトファンを悪玉菌が分解しますと、これらの物資が発生するそうです。

いずれの場合も悪玉菌が食べたものの分解に関わると異臭を放つのですが、食事で摂ったたんぱく質が消化吸収されることなく、大腸に達したことが原因となります。

他にも、妻のような食生活が及ぼすリスクはあります。後ほど詳述しますが、酸性食品である肉類及び甘菓子類の摂り過ぎは血液を酸性に傾かせるのではないだろうかと考えています。

少し専門的な話になりますが、赤血球表面や血管表面は負に帯電されているため、赤血球は血管の中をスムースに流れています。しかし、血液が酸性に傾きますと、水素イオン（H^+）を介して赤血球同士が結合するため血流が悪化すると考えられます。

毛細血管の太さは５～20㎛（マイクロメートル＝１ミリの１０００分の１）と微小で、血管の総延長は10万㎞（地球を二回り半）を超え、長さの約90％以上を占めている細い血管は多くのものが７㎛前後といわれています。

赤血球の直径は８㎛ほどですので、結合しますと折りたたむことができなくなり、毛細血管に入れず血流が滞ります。従って栄養素や酸素の補給が十分に行われず細胞周りの環境が悪化し、細胞が飢餓状態になり劣化する結果、病気の原因になるのではないかと思っています。

身体の中でどこの部分の毛細血管が最も細くなるのかは人それぞれであると思われますので、人によっていろいろな部位に病気（最初はコリや痛み）が出現するのではないだろうかと考えています。

古代ギリシャの「医聖」と呼ばれていますヒポクラテスは、紀元前４００年頃「食はクスリなり」と言われたそうですが「火食は過食に通じる」とも述べているそうです。食べ物はクスリにもなりますが、加熱調理した料理は美味しいのでついつい食べ過ぎてしまい消化不良を来し、それが原因で何らかの病気に結び付く可能性があると警告されたものと思われます。必要な栄養素を十分に含み完璧だといわれる食物であっても、それが完全に消化されなければ、人体に吸収されず身体の栄養にならないばかりか悪影響さえもたらす結果になると思われます。

妻が難病を発症する前にこれらの現象を知っていたならば早く対応できたのではないかと思いますので、多くの方々に理解していただければ健康管理に有効ではないかと考えています。

体調改善には発想の転換が必要

体調に異変を感じたら病院に行き、受診後薬を処方してもらい服用すれば病気は治るものと妄信していました私は、それまでお医者様を疑うことがなく指示を忠実に守っていました。

しかし、高度に進歩したといわれています日本の医療現場で、「原因不明」という医師の言葉を聞くことになろうとはまったく考えていないことでした。

先生方は原因不明と言われるけれど、私の現役時代の経験から結果には必ず原因があるはずだと思い当たり、いろいろと調べ始めました。その過程で現代医療の他に代替医療があることを知りました。

代替医療とは「現段階では通常医療と見なされていない、さまざまな医学・健康管理システム、施術、生成物質など」とアメリカの国立補完代替医療センターでは定義され、民間療法と呼ばれることもあるものです。私は代替医療に希望を見出し、いろいろ試していました。

そんなあるとき、ご自分が重篤な病気を体験されたため無農薬有機農法を実践されている農場主の知人から代替医療専門のクリニックを紹介されたのです。

妻を受診させる前に先生の著書数冊に目を通し、代替医療に関する他の書物等から「千島学説（腸造血説）」、「酵素栄養学」、「マクガバンレポート」といった私たちの闘病生活の根幹をなす重要な知見について詳しく知ることができたのですが、当該クリニックの治療法は、それらを総合的に取り入れた食事療法を主にする、私の常識を根底から覆す医療で画期的であると思いました。

２００７年の７月下旬、最初に妻を受診させた際に先生は「この病気は、横行結腸の窒素残留物腐敗による腸内環境の悪化である」と明確に原因を指摘され、環境改善のための断食を指示されました。

私たちは翌日からの実施を決意し、自己責任のもとに病院で処方されていました西洋医薬服用及びインターフェロンの自己注射をその日からすべて中止させました。

結果は予想通りの素晴らしいもので、断食中から日に日に生気が蘇り、回復ぶりは目を見張るものがありました。妻本人も有効性を自覚したようで、以後月2回の断食を嫌がることもなく4ヵ月ほど続けついに発病前の健康を取り戻したのです。

このクリニックの治療は千島学説を基にしています。千島学説は、岐阜大学の生物学教授を務められた千島喜久男博士が1963年に提唱された8大原理で構成されている学説です。現在のところ多くの医学的知見と矛盾し、肯定する査読論文が皆無という理由で認められておりません。

しかし、私には確信がありました。注目したのは、「造血器官は小腸の絨毛である」と説明する第5原理です。腸造血説は博士が1947年に提出された学位論文で、現代西洋医学の基礎である骨髄造血説（1925年アメリカの血液学者であるダン・セイビン・キャニンガムの3人がハトとニワトリを11日間断食させて骨髄から血液が滲み出すのを確認）に対抗する学説です。

現代医学では胎児の造血は当初胎盤の絨毛で行われ、体内で4、5ヵ月成長した後、骨髄に造血場所が移ると説明しています（『コアテキスト1：人体の構造と機能』）。しかし、6ヵ月胎児の小腸は成熟動物と同等の機能を有するといわれていますので、小腸絨毛に造血場所が移るという千島学説はより説得力があると感じています。

そもそも骨髄造血説は、1866年ヨーロッパの科学者ノイマンとビッツォゼロのお二人が鳥を実験に使用した結果、骨髄に血液が存在しているのを発見したのが始まりといわれます。

ただ、鳥類の多くは空中を飛翔するために哺乳類に比べて内臓器官の重量をできる限り軽減する必要があり、また羽の骨格は特に頑強に造られていると考えられます。

航空機は揚力を翼に発生させて空中を飛行するため胴体付け根部分の応力軽減を目的に燃料をすべて翼に搭載しますが、鳥も同じ理由で羽の骨に脂肪を蓄え、長距離飛行で口からの食糧補給ができない場合のエネルギー源にしていると考えられます。

ちなみに、千島学説の第2原理は「飢餓や断食時細胞が逆分化して赤血球に戻るので骨髄造血は二次造血である」というのです。アメリカの３人の血液学者がニワトリとハトを断食させて造血を確認したというのは、二次造血であったと考えますと納得ができます。

翻って「小腸造血説」のほうですが、２０１８年11月29日、米コロンビア大学のメーガン・サイクス教授らの研究チームが、腸移植を受けた患者21名を5年間にわたって追跡調査し、移植された腸には造血幹細胞を始めとする複数種の前駆細胞が存在することを突き止め、研究論文を幹細胞領域の専門学術雑誌「セル・ステムセル」で発表したとの報道がありました。

日本の医師・森下敬一博士も１９６０年『血球の起源』を著し、オタマジャクシの観察実験を通じて腸造血説を提唱されています。骨髄は手足の長管骨に90数％存在するといわれますが、手足のないオタマジャクシは腸が造血場所のようだというものです。

また千島学説では、健康は「気（気分=心の安定）、血（血液成分=血流の安定）、動（適度な運動）」の調和でもたらされ、そのためには十分な咀嚼、少食、菜食を重視した食事をすることが大切であると述べておられます。これは、後に述べます老化研究の第一人者でアメリカハーバード大学教授デビッド・シンクレア博士の「老化の情報理論」とかなり共通した考え方であると感じています。

主な造血場所は腸であり、吸収された食べ物が血液になると考えますと、血液の質の変化が理解しやすくなると思います。実際、妻には好影響を与えました。

写真2は難病発症から7年後、断食と酵素食治療法開始当初のＬＢＡ（Live Blood Analysis：血液の栄養分析）による妻の赤血球画像です。写真2は初診時のもの、写真3は約1ヵ月後断食に続き酵素食（プラントベース・ホールフード・ローフード）

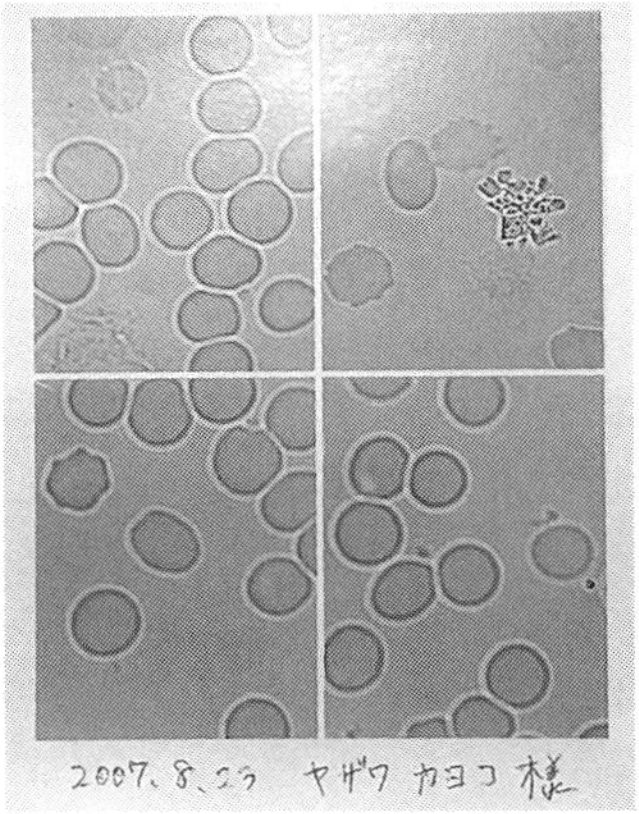

写真３　LBA 赤血球　後

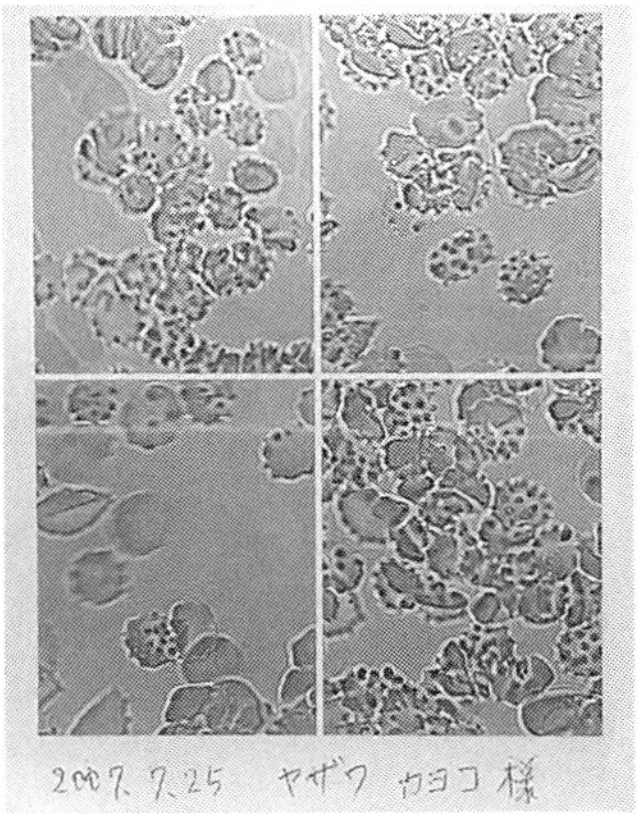

写真２　LBA 赤血球　前

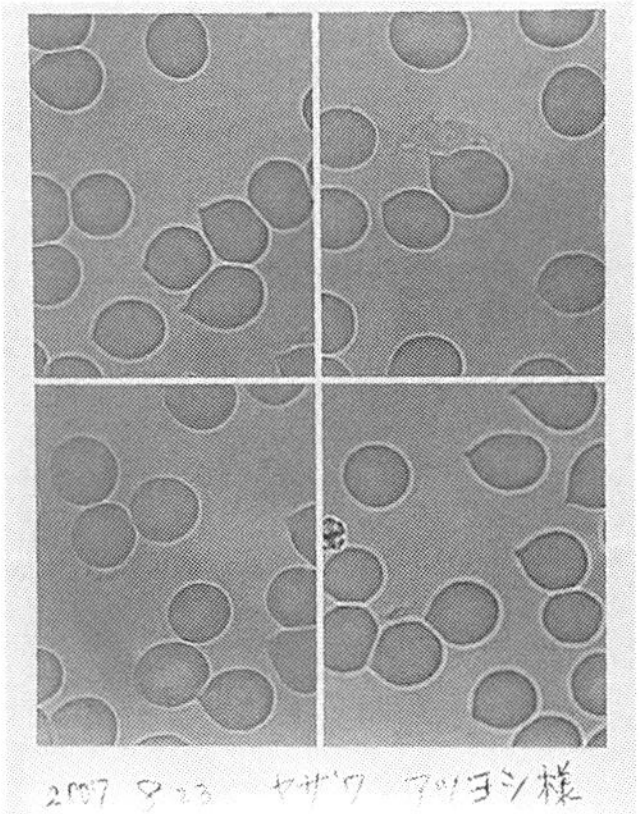

写真５　本人赤血球　後

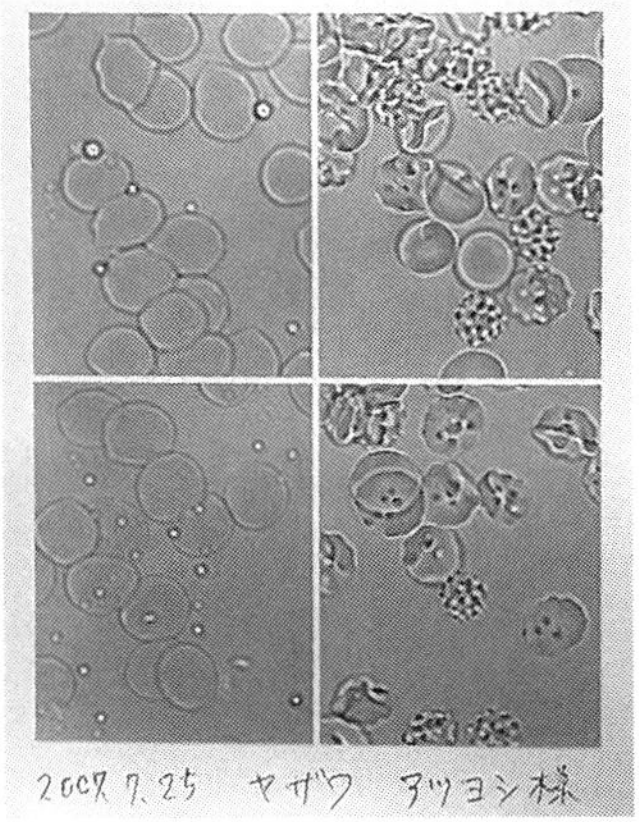

写真４　本人赤血球　前

を始めた後の画像です。

写真2には結合して団子状になっているものなど異常化した赤血球が多く見られますが、写真3では丸くバラバラで大きさ、形が均一になったほぼ正常な赤血球が多くなっています。

写真4、5は私の赤血球です。写真4は最初のもの、写真5は約1ヵ月後の画像です。私は市販の紙パックのリンゴジュースと飲むヨーグルトをほぼ毎朝飲んでいたため、写真4には蔗糖《しょとう》の結晶が多く見られます。

果汁100%の表示がなされていても、熱処理されているので食物酵素(後述)が失われています。酵素は摂氏48度以上に熱すると活動がほとんど不能になるといわれています。酵素・補酵素が十分ない場合、特に蔗糖の分解は困難なようです。写真5の赤血球は正常だそうです。

酵素が体内化学反応の主役

生物は、自らが必要とする物質を摂取し、それを代謝して不要になった物質を排泄するという過程を通じて、身体を構成し維持し生命活動に必要なエネルギーも得ています。このように摂取した栄養素を身体の構成や維持、生命活動全般に役立たせる現象が栄養であると解説されています（ブリタニカ国際大百科事典）。従って酵素栄養学は、栄養の中で酵素が果たしている役割を明らかにする学問と言えると思います。

アメリカの臨床医師エドワード・ハウエル博士は１９８５年に出版した著書『ENZYME NUTRITION：酵素栄養学』の中で、次の3点を明らかにされました。健康を考える上でとても重要な内容となっています。

酵素とは何か

ハウエル博士は、酵素を「たんぱく質の鎧を被った生命体」と表現されていますが、X線結晶構造解析などの科学技術が進歩する前の時代の研究であったためと思われます。

１９９０年以降、解析技術の向上にコンピューター性能の飛躍的進歩が加わり、現在では酵素はたんぱく質そのものであることが完全に解明されています。

すなわち、他のたんぱく質と同じように、細胞核中のＤＮＡに書き込まれています設計図に従って、たんぱく質構成に必要な20種類のアミノ酸を組み合わせることによって生成されるというわけです。

酵素と生命維持の関わりについて

人体を構成する細胞は約37兆個あるといわれていますが、1個の細胞におよそ80億分子のたんぱく質が存在することが明らかにされています。

原子や分子の組み換えをする化学反応は毎秒数万回に及び、それを触媒作用で主導する酵素は生命そのものと言っても過言ではないと思います。

酵素の製造能力が生命維持に必要な量を下回った場合、生命は活動を停止します。これは後述のシンクレア博士が実験により科学的に証明されました。

酵素が不足している食物を多食した場合の結果について

新鮮な生の食物には多くの酵素が含まれており、ハウエル博士は「食物酵素」と命名されました。

ヒトが摂取した場合、口での咀嚼中や胃の噴門に近い部分で胃酸の分泌が少ない間は、摂取した食物を自分の食物酵素で消化できると考えられています。

従って食物酵素を摂取しますと自らが分泌する消化酵素の消費を少量にすることができ、その分、代謝酵素として利用できる量が増し、病気の治癒などその他の生命活動に活用できると思われます。

酵素はたんぱく質であるため、48℃以上の熱を加えますとほとんど活動しなくなるようです。加工食品や加熱調理して食物酵素の失われた食品を多食しますと、すべて体内で生産する酵素が消化を担当しなければならなくなり、代謝酵素として利用できる量が減少して体調不良につながる可能性が増します。これが、多くの生活習慣病の引き金になると考えられます。


「酵素には人体内で産生する潜在酵素と外部から取り入れる体外酵素（食物酵素）があり、潜在酵素は消化酵素と代謝酵素に分けられる。潜在酵素の産生は個人差があるものの一生の生産量は一定で、酵素産生量が必要量を下回ると生命活動が停止する」ハウエル博士が述べた言葉です。このように、酵素はすべての生命活動に触媒として関与する生命維持に必須の物質でありますが、たんぱく質でできているために従来はたんぱく質を食せば無尽蔵に補給されると考えられていて、あまり重要視されていなかったようです。

消化酵素と代謝酵素の関係をここで説明します。暴飲暴食等で消化酵素を大量に浪費しますとその他の生命活動、特に人体各組織の修復等（病気治しも含まれる）並びにバクテリア・ウイルス等細菌類、加工食品等に含まれる石油化学合成物質、病院で処方される化学薬剤など、人体にとっての異物を排泄するときに活躍する代謝酵素の量が少なくなります。

しかし、断食をして消化酵素が不要になれば、潜在酵素のすべてを代謝酵素として活用できることになります。後ほど触れますが、断食をしますとオートファジーが働き細胞内を浄化しますので、必要な代謝酵素の産生が活性化するのです。

細胞は危機を乗り越える装置を獲得している

アメリカハーバート大学教授デビット・シンクレア博士は、2020年9月に著書『ＬＩＦＥＳＰＡＮ』を出版されました。老化は疾患であり、エピゲノム（遺伝子スイッチのＯＮ・ＯＦＦを調節するための仕組みと構造の総称）の混乱が原因で、すべての病気発症はその結果であるとする「老化の情報理論」が根幹です。

生命が誕生したおよそ40億年前、地球にはまだ酸素がなく、極めて厳しい環境でした。そんな中で生き残るために、生命体は混とんとした環境を生き抜くサバイバル（生命危機を克服する）回路を獲得しました。

その回路を原型としたシステムが、多細胞生物であるヒトにも受け継がれて、生命のバトンタッチが現代まで続いているというのです。

一時的に悪化した環境で細胞が生き残るためには、環境が好転するまでじっとしている必要があります。そのために、エピゲノムの基本であるヒストン（球状のタンパク質でＤＮＡが巻き付いていています）への巻き付きを固くしなければなりません。これにより遺伝子発現のスイッチをＯＦＦにして、細胞の増殖を一時的に中止し、ＤＮＡの損傷個所修復を優先してそちらにエネルギーを集中させるわけです。環境悪化が継続しますと遺伝子発現のスイッチがＯＦＦのままになり増殖できずに死を迎えることになると考えられています。

私が注目したのは、酵母を使った実験です。「酵母の餌の糖類を減らすと生殖能力を失うのも、死を迎えるのも、すべて著しく遅くなる」との実験結果が示されています（出典：デビッド・Ａ・シンクレア著『ＬＩＦＥＳＰＡＮ 老いなき世界』１０３ページ）。

逆に考えますと、酵母の餌である糖類が多いとＤＮＡがほどけて活性酸素に攻撃され、たんぱく質生産能力が落ち、生殖能力を失い、死が早まることを意味しています。つまり病気の発症につながることになると思います。

単細胞生物の酵母が生息する環境は、自然界そのものです。実験室で飼育される酵母には外的ストレスがほとんどなく、与えられた糖分は生育のためのエネルギーに変換されるはずです。変換時には必ず活性酸素が発生しますので、過剰に糖分を与えますと過剰な活性酸素が産生されます。その結果ＤＮＡが攻撃されて傷つき、酵素生産工場が減少して生命活動ができなくなる状態に陥ると考えられます。これは酵素栄養学でハウエル博士が指摘している「酵素生産能力が必要量を下回ると生命活動を停止する」との説に通じています。多細胞生物であるヒトの細胞環境は、血液で運ばれた栄養素を含む間質液です。ヒトには、過剰な糖類をグリコーゲンや脂肪として蓄える機能が備わっています。グリコーゲンには貯蔵可能限度がありますが、脂肪にはありません。糖類や脂肪の過剰摂取は、肥満を始めとするさまざまな生活習慣病の発症につながります。また、血液が酸性に傾くために血流が滞りますので末端の細胞に栄養素が届かず劣化して機能が失われます。

妻の難病発症も、このような状況が重なった結果であると考えています。過度の肥満や便秘が長期間続きますと、生活習慣病発症のリスクが高まります。このような事態への有効な対処法は、生活習慣・食習慣の転換です。具体的には咀嚼、少食、菜食と断食です。後ほど逐次詳述しますが、ここでは断食に伴う「好転反応」について述べておきます。

断食を始めて10時間ほど経過しますと、倦怠感、頭痛、胃のむかつきや吐き気等不快な症状に悩まされることがあります。程度は人によってさまざまで、ほとんど出現しない人もいれば、症状がひどく脱力感や痛みが強く出た人は寝込んでしまう場合もあります。

千島博士は飢餓や断食で食物が供給されないとき、細胞が逆分化して血液に戻ることを明らかにされました。つまりこの症状は細胞にたまっていた毒素が、逆分化して血液に流れ出た証拠ではないかと考えています。これがいわゆる「好転反応」と呼ばれる現象で、細胞の新陳代謝による反応と考えますと納得できると思います。

脳のエネルギーになるブドウ糖は、ブドウ糖を数珠つなぎにしたグリコーゲンという物質にして肝臓に貯蔵されていますが、貯蔵量は１００～１５０ｇです。補給が滞った場合、10時間ほどで枯渇してしまう量なので、倦怠感や頭痛はこの影響ではないかと思っています。

肉類の多食はがん発生と相関する

『ＴＨＥ ＣＨＩＮＡ ＳＴＵＤＹ』（邦訳書名『葬られた第二のマクガバン報告』）の

著者アメリカコーネル大学教授のコリン・キャンベル博士が来日され、２０１７年10月22日品川コクヨホールで講演をされました。

博士は、中国における大規模な疫学調査と動物実験等を繰り返し、1日に摂取する動物性たんぱく質が少ないほどガンなど生活習慣病の発生が少ないことをつきとめました。

特に発ガン性物質であるアフラトキシン（カビ毒の一種で落花生のカビにも発生するそうです）を与えたラット実験では、カゼイン（牛乳中に87％含まれています）という動物性たんぱく質ががんの発生を促進させたという結果が出て、1日に摂取する総摂取カロリーの20％を超えた場合１００％がんを発症し、５％以下ならば発症率は0％であることを解明されました。

継続的な大量の肉類摂取はオートファジー機能（詳細は後述）を阻害しますので、細胞中に不要になったたんぱく質が蓄積されて細胞小器官が機能不全になります。たんぱく質生産工場のリボソームという器官が働かなければ抗酸化酵素も産生できず、ＤＮＡが活性酸素に攻撃される機会が増すと考えられます。

がん発症のメカニズムには、エネルギー生産工場であるミトコンドリアで必然的に発生する活性酸素の消去機能不全が相関しているのではないかと思っています。

また、２０１１年11月には、国立がん研究センターが肉食とがんの相関関係を認めました。

11月下旬の読売新聞の１面に掲載されていたと記憶していますが、岩手や長野、茨城、沖縄など９県で、45～74歳の男女８万人を対象に１９９５年から２００６年までの10年間、肉類の摂取量とがん罹患率の関係について追跡調査をしたそうです。男性の場合は、毎日１００ｇ以上肉類を食べるグループと35ｇ以下のグループを比較し、女性の場合は80ｇ以上のグループと25ｇ以下のグループを比較したものです。

男性の場合１００ｇ以上のグループが35ｇ以下のグループよりがん罹患率が44％多く、女性の場合80ｇ以上のグループが25ｇ以下のグループより48％多かったと報告されました。

この発表はグラム単位による比較でしたので、これを単純にカロリー換算してみました。

厚労省発表の五訂栄養成分表より30種類の牛肉及び豚肉を選び、１００ｇ当たりの平均カロリーを計算しますと２４７ｋｃａｌとなります。

45～74歳までの１日当たり総摂取カロリーを、男性の場合平均２１００ｋｃａｌ、女性の場合１６００ｋｃａｌとしますと、男性の肉摂取カロリーは総摂取カロリーの

11・76％、女性は12・35％となります。

これを単純計算すると、男性の場合、毎日100g以上の肉を食べた人は35％以下の人よりがん発症率が45％多くなり、女性の場合、80g以上の人は25g以下の人に比べ49％多くなることになります。これは、キャンベル博士の研究結果とほぼ一致した数値です。

妻も以前の肉食中心から大転換をし、このことが難病の克服に寄与したと思います。妻は断食終了後も酵素食（プラントベース・ホールフード・ローフード）を中心にした食事をするようになりました。酸性食をアルカリ食に変えたため、LBAの写真の通り血流が改善し、少食でも必要充分な栄養素が各細胞に行き渡り病状を改善させる端緒になったものと考えています。

身体を構成するたんぱく質は毎日十分な量摂取する必要があるといわれますが、必要量は人により大きな差があると考えられます。

確かに肉や魚、卵などの動物性たんぱく質には必須アミノ酸が満遍なく含まれているため良質な栄養源と思い込んでいる人が多いと思いますが、植物にもたんぱく質は含まれています。

多細胞生物である植物にも細胞核があり、中にあるDNAはたんぱく質の設計図ですから、成長に必要なたんぱく質を産生する機能を備えているはずです。

第5章にも記載してありますが、キャンベル博士とシンクレア博士は研究をもとに、植物性たんぱく質のみの摂取でも人が生存するのに必要な量を確保できると述べておられます。500kcalの肉類と野菜類を比較した研究で、たんぱく質含有量にほとんど差がないという結果が示されています。

妻の病状が断食中顕著に改善された理由は、食物の補給がないため消化酵素が不要になり、潜在酵素のすべてを代謝酵素として利用できたためだと思われます。

病院の処方薬とインターフェロンの自己注射を中止しましたので、体内に蓄積されていた薬剤等毒物の排泄が進み、薬の副作用から解放されたことの影響も大きいと考えられます。同時に、オートファジー（自食作用）により病巣細胞のたんぱく質が分解され、炎症部分が修復され始めたのではないかと考えています。

この経験により、「ヒトの1日に必要なたんぱく質は約80％程度リサイクルで賄われているので、残りを食事で摂れば良い」という説を理解することができました。

デトックスにはファスティングが有効であるとの説は、妻の病状回復によって実証されたと思っています。

第2章　難病に打ち勝った方法

オートファジー、飢餓に打ち勝つ仕組みの解明

オートファジーはギリシャ語で「自分（オート）」、「食べる（ファジー）」という意味で、日本では「自食作用」という造語で呼んでいます。

２０１６年ノーベル医学・生理学賞を受賞されました大隅良典博士の受賞理由は、細胞内の分解系であるオートファジー分子機構の解明でした。

細胞が飢餓に直面した場合、生命維持のために必要不可欠な物質はたんぱく質です。たんぱく質合成には20種類のアミノ酸が必要なのですが、実は自分の体内から調達できるのです。その仕組みを解明したことが評価され、受賞につながったとのことでし

た。

細胞の生命維持に必須のたんぱく質を合成する材料であるアミノ酸の供給が飢餓や断食などで中断された場合、とりあえず必要なアミノ酸を確保しなければなりません。そのために、細胞内の物質をランダムに分解するシステムが存在します。その機構が、オートファジーなのだそうです。

オートファジーで得たアミノ酸を利用して、その時点で最も重要なたんぱく質（多くは代謝酵素とヘモグロビンではないかと私は考えています）を合成するのです。その他に、エネルギー源としての利用や糖新生の材料にも利用されます。

また、細胞内に蓄積している、古くなり機能が低下したたんぱく質や壊れたたんぱく質、外部から侵入したウイルスやバクテリアも分解されます。その結果得られたアミノ酸を利用して、生命維持に必要なたんぱく質を新たに合成します。

このように細胞内をクリーニングして、必要なたんぱく質を蘇らせることもオートファジーの重要な機能の一つです。

また、最近の研究では、アルツハイマー病を始めとする神経変性疾患、感染症、心疾患、がんの抑制など、生命を守る多彩な機能を持つことが次々と明らかにされつつあります。美容や減量にも効果が期待できますので、機能をよく理解して試されると良いのではないでしょうか。

妻の自己免疫疾患治癒は、この機能が働いた結果であると考えますと納得できます。オートファジーの遂行には、反応を触媒する代謝酵素が不可欠なのです。断食をすれば消化酵素が不要になるため代謝酵素として利用できる量が増し、オートファジーを促進し病気の改善、健康維持に寄与することが科学的に証明されたことになると思います。

これは、千島学説とエドワード・ハウエル博士の酵素栄養学が、科学的に証明されたと言って良いのではないかと私は考えています。特に１９５４年発表の千島学説第２原理、「組織の可逆的分化説（飢餓・断食時には体細胞から赤血球へ逆戻りする）」を証明していると思えるのです。

人体に37兆個以上存在するといわれます細胞（直径６㎛〜25㎛）１個の中に80〜１６０億個のたんぱく質分子があり、１秒間に数万件の化学反応が行われているといわれています。生命維持のためには細胞内の代謝が滞りなく遂行される必要があり、代謝の主役は酵素たんぱく質なのです。即ち、生存のために代謝を継続的に繰り返す必要があるわけですが、基底レベルのオートファジーを常時機能させることが前提になります。

しかし、この基底レベルのオートファジーが機能しなくなることがあります。働きを抑制する要因は二つ考えられています。

一つ目は、インスリン（これもたんぱく質）です。インスリンは血中のブドウ糖を細胞に取り込み血糖値を下げるホルモンですが、同時にたんぱく質や脂肪の合成を推進する役割も担っています。従って、インスリンが分泌されますとたんぱく質、脂肪を生合成する酵素を産生する方向にスイッチが入りますので、オートファジーは抑制されます。

消化されることによりブドウ糖になる砂糖類や精製された穀物類は急激に血糖値を上げますのでインスリン分泌量が増加し、結果的にオートファジーを抑制します。ファスティング（プチ断食）で糖質や炭水化物を制限する理由はここにあるのではないでしょうか。

二つ目は、細胞内のアミノ酸です。細胞内に必要十分なアミノ酸が存在すれば、細胞内のたんぱく質を分解してアミノ酸を確保する必要がなくなります。総摂取カロリーの20％を超えるような過度の肉食は、オートファジーを抑制します。

オートファジーが機能しませんと、細胞内は不要になった、あるいは変性して機能を失ったたんぱく質が増加し過密状態になります。神経系、内分泌系、免疫系の細胞内が過密状態になって機能不全に陥りますと、恒常性が失われて免疫力が低下し、がんを始めあらゆる生活習慣病の発症につながるのではないかと考えられるのではないでしょうか。

この科学的根拠は、前述したデビット・シンクレア博士の研究で明確になったと感じています。

多くの人たちは、ヒトはたんぱく質でできているので、肉を食べないと丈夫な身体が造れないとか、力が出ないなどと思い込んでいます。

しかし、たとえ上質で栄養豊富といわれる肉を摂取しても、十分に消化されなければ小腸吸収細胞の絨毛から吸収されず、吸収されなければ人体の栄養になり得ません。それどころか、未消化のまま大腸に達しますと37℃という高温にさらされ便秘などで長時間滞留しますと腐敗し、さまざまな毒素を発生します。これが病気の主な原因になっているのではないかと考えています。

人体内の細胞を形成しているたんぱく質は、70～80％がリサイクルされていることがわかっているといわれてきましたが、オートファジー機能を知ることで頭の中を明確に整理することができたような気がしています。

また、植物性食品から人体に必要なたんぱく質を構成するアミノ酸を十分摂取することができることは、ナチュラルハイジーン（19世紀初頭アメリカの医師たちによって開発、提唱された自然健康法）の先生方や多くの科学者の研究によっても解明されています。

千島学説は、現代の生物学や医学では認められていませんし、日本では酵素栄養学も生物学者や医療関係者に浸透するに至っておりません。しかし、断食に続く酵素食（プラントベース・ホールフード・ローフード）を中心にした食事が健康の維持増進、病気治癒に大きく貢献する事実は、妻の難病治癒を体験した私にとって疑う余地のないことなのです。

わかりやすい断食・食事メニュー

ここで妻が取り組んだ食事療法を紹介しましょう。全然難しくないもので、多くの方がきちんと実行できると思います。

まず、2日間は水または白湯と無添加の梅干し1個の本断食になります。食事と同じ時間で日に3回。

3日目から5日目までは半断食。朝と夕は大根、キュウリ、人参を擦りおろし、それぞれ湯飲み茶わん1杯程度（約150g）を、醸造黒酢2：醸造醤油1：亜麻仁油1の割合でドレッシングを造りかけて食べます。物足りないときは梅干し1個を加えてもかまいません。昼は、水または白湯と梅干し1個。

6日目から約2週間、朝9：昼6：夕3の割合で生野菜を食し、昼はサツマイモまたはサラダそば、夕は豆腐や納豆等豆類と食物繊維豊富な根菜類の煮物、そして玄米を主に雑穀、アマランサス、もち麦を入れて炊いたごはんなどをプラスして食べます。

以上のような食事を、妻は約4ヵ月繰り返しました。その結果、発病前の体調に戻りました。食事療法中、特に気をつけたことは、動物性たんぱく質（肉類、魚類、牛乳・チーズなどの乳製品）、コンビニの加工食品、ファミレスの食事、砂糖、白米、白パン、化学物質が添加されているすべての食品を摂らないことでした。

また、無農薬野菜を使うように心掛けていたのですが、入手することが困難な時期は、近くの里山に自生するスギナ、ドクダミ、セリ、三つ葉、ヨモギなどを採取し、生のまま野菜サラダに混ぜ入れました。自家菜園で育ったサツマイモのつる先端の柔らかい部分を活用したこともありました。

多発性硬化症改善後も食事メニューには気を使いました。その代表的な献立は以下の通りです。

【朝食】
・飲み物　トマト、人参、リンゴ、レモン、ブロッコリー、セロリ、生姜、バナナなどに豆乳を加えミキサーで撹拌した野菜と果物のミックスジュース
・サラダ　レタス、ベビーリーフ、サラダ菜、ミニトマト、キュウリのスライス、タマネギのスライス、キウイ、アボカド、大根の千切り、千切りキャベツなどを入れた生野菜サラダ。ドレッシングは前段で紹介した醸造黒酢・醸造醤油・亜麻仁油の手製ドレッシング

【昼食】
・サラダそば、とろろそば、おろしそばなど
・ふかしサツマイモと糠漬け
・トランス脂肪酸抜きの全粒粉パン
そばは、大豆に次いで必須アミノ酸（体内で十分な量を合成できないアミノ酸）を多く含んでいます。

そばの代わりにうどんはどうかという質問も多いですが、うどんは精製された小麦粉を使用していますので、白砂糖や白米・白パン同様に食後急激に血糖値を上

げ、多食した場合さまざまな健康障害の原因になると考えられます。

【夕食】

・生の野菜サラダまたは生野菜の酢の物
・豆腐または納豆の料理
・季節の根菜類煮物
・漬物

夕食にご飯を食べる場合は分づき米に、アマランサス、もち麦など雑穀を必ず混ぜます。他には、卵は週に2個程度（ビタミンB12補給のため）。みそ汁は週に3～4回飲むように心掛けています。もちろん毎日でも良いと思います。可能な限り摂る必要があると思われる食べ物は、マグネシウムや食物繊維の含有量が多いワカメや海藻類です。酢の物やみそ汁に入れ、できるだけ毎日摂るように心掛けています。また、キノコ類やゴマも有効に活用しています。

こういった節制をする一方で、ご承知のように妻は肉類が好物ですので1～3ヵ月に1度の割合で食します。魚類も主に刺身を中心に、1ヵ月に1回程度食べています。

ちなみに、飲酒に関しては、これも少量ならお勧めできますが、風邪など病気を発症したときや怪我をした場合は改善されるまでは止めるべきだと考えています。

アルコールは、アセトアルデヒドを経て無害な水と二酸化炭素に分解され排出されますが、分解の過程で多くの代謝酵素が浪費され、病気治しに必要な酵素を減少させます。

そして、同時に代謝酵素が働くために必要なビタミンＢ類・ビタミンＣ・ミネラル類、特にマグネシウムと亜鉛を大量に消費します。

個人差がかなり大きいのではないかと思いますが、病状回復後は日本酒に換算して１日１合程度なら健康を害することはないといわれています。むしろプラスになる、という報告もあります。

妻はアルコールを受け付けない体質のため、お付き合いのときはノンアルコールで楽しんでいます。

冷え性・便秘解消に有効なアルカリ性食品食物繊維

食事の重要性を訴えてきましたが、一つ身近な例を挙げてみます。女性に特有の悩みとして代表的なものに「冷え性」や「便秘」があると思いますが、これも食事で改善することがあります。

冷え性は、血流が悪く毛細血管の先端までエネルギー源になるブドウ糖や酸素が十分に供給されていないためだと考えられます。

赤血球は直径が8㎛ほどあり、毛細血管の最も細い部分は内径約5㎛です。細い毛細血管をスムースに流れるために、赤血球は中央が窪んだドーナツ形で容易に変形できる形状です。従って、血液は赤血球がバラバラに離れていて、サラサラと流れる必要があります。

しかし、酸性の食品（穀物や動物性たんぱく質）を多食しますと血液が酸性に傾き、赤血球が連銭状に重なって毛細血管を詰まらせ、先端まで栄養素が届かなくなります。

血流障害の一例ですが、寒冷時外に出ますと皮膚の血管は体温を保つために収縮して血流を減らす機能を働かせます。血流が減少しますと酸素やブドウ糖など栄養素が十分に先端まで届けられず、先端細胞のエネルギー産生が滞り指先が冷たくなる結果になります。多くの方々が体感されていると思いますが、酸性食品の多食で血流が阻害されたときも同じような状況になると考えれば理解しやすいのではないでしょうか。

血流の問題は、野菜や果物などのアルカリ性食品を多く摂ることで、改善できると考えています。

多細胞生物の場合、細胞環境の良否は周辺間質液の質に左右されます。血液で運ばれた酸素やたんぱく質などの栄養素は、毛細血管壁を浸透して外側の体液に拡散し、各細胞に取り込まれますが、この細胞を取り囲む細胞外の液（周辺間質液）が細胞に必要な栄養素を十分に含み良質であることが重要になります。

一方の便秘は、野菜や果物に多く含まれている食物繊維を摂取することにより改善できます。

大腸には約１０００種類、１００兆を超える常在細菌が住み着いており、その中の善玉菌は人体にプラスになる水溶性ビタミン類などを生産しています。また、直接大腸細胞の活動エネルギーになる短鎖脂肪酸（炭素の数が少ない脂肪酸）も生産し大腸の動きを活発化させ、排便がスムースになるのを助けています。水溶性食物繊維は、善玉菌の餌にもなるのです。

このような理由によりゴボウやサツマイモ、海藻類、もち麦などを毎食必ず摂るように心掛ける必要があると考えています。

運動は現代人にとって必要不可欠

食事とともに、運動は健康維持に大変有効です。ウオーキング・ランニング・ジムでのトレーニングも大事ですが、日常の炊事・洗濯・掃除・買い物などでもかなり効果的な運動量になるそうです。

私が子供時代の数十年前までは、例えば畑作業をするにしても今の時代ほど農作業機材が進歩しておらず、全身を使って動き回る必要がありました。数百万年前人類が誕生して以来数千年ほど前までは、種を存続させるために食べ物を確保し、生殖することが最重要課題であったと想像されます。それ以外には何もなかったと言っても過言ではないかもしれません。

では、なぜ運動が必要なのでしょうか。

シンクレア博士は、運動により身体に軽度なストレスを与えると長寿関連遺伝子が正しい方向に調整されると述べています。その結果、長寿遺伝子から作られる酵素の作用で、テロメア（染色体の先端部分を保護する物質）をヒストン（ＤＮＡが巻き付いている球状のたんぱく質）にしっかり巻き付かせるため、テロメアの短縮や劣化を遅らせているというのです。夕食を18時頃に済ませ次の朝食まで12時間から16時間の断食後有酸素運動をしますと、オートファジー効果がより活性化されて心臓や肺の細胞浄化が進むと考えられます。結果的に心臓や肺を健康にして、健康寿命の延長に寄与すると考えて良いのではないかと思っています。

文明が進化し機械化が進んで人が自ら動く機会が極端に減少したにもかかわらず、飽食の時代になって過食傾向に陥る現代では、運動を心掛けることが極めて重要であると思われます。運動をすれば長寿遺伝子が活性化され健康長寿が期待できるという説は間違いないことであるといえそうです。

どの程度の運動が必要かということですが、シンクレア博士の研究結果では、毎日15分程度のランニングで週に約６・５～８㎞走るだけでも心臓発作で死亡するリスクを45％減少させることができ、全死因死亡率が30％下がることが示されているそうです。

これはそれほど高くないハードルですので、本人はもとより家族のためにも挑戦する価値があるのではないかと考えています。

私は毎日早朝、近くの里山周辺を約６㎞ジョギングするように心掛けています。妻はウオーキング以外特別な運動はしていませんが、旅行に行きますと毎日１万歩以上歩くこともあります。

ファスティングで蘇ったわたし

原因不明の難病といわれています多発性硬化症を患った妻ですが、旅行先では1万歩以上も歩けるほどに健康になりました。これは、２０１０年ある会報誌に投稿した妻の手記です。

２００７年の夏暑い日差しの中、夫に伴われてＡクリニックを訪れてから３年を迎えようとしています。１９９９年に発病して以来入退院を繰り返し、病名が判明するまで３年の歳月を要しました。病名は「多発性硬化症」という難病であり、日本では10万人に一人の発病率であるとのことでした。

それから７年間、我が家から車で40分ほどのところにあるこの近郊では最大の病院にお世話になり、入退院を繰り返しながらステロイド、インターフェロン等の療法と数種類の投薬を受けておりました。

その間、２度の失明という（これに関しましては事前にお医者様からそのような副作用があるとの説明をしていただいておりました）あまりにも過酷な現実に直面いたしました。

また、身体のだるさは言うに及ばず、体力が極端に衰え、30分も歩かないうちに疲れてしまいどこにでも座り込みたくなる状態でした。

難病に指定されていて一生治る見込みはないと宣告されても、その病院でお世話になるしか方法はなく、前途に希望がまったくないために鬱にならざるを得ませんでした。

そんなとき、ご自身も死の一歩手前までいき、それをきっかけに千島学説を学び循環農法（完熟堆肥と無農薬）で農業を営みながら、自然治癒力で病を克服された方からA医師を紹介していただきました。

当時、私の難病の原因を探るべくさまざまな本を読んである程度の知識を得ていた夫は、千島学説とエドワード・ハウエル博士の「酵素栄養学」などに出会い、A先生の「酵素医療」が間違いのない医療であることを確信して、A先生をお訪ねしたわけでございます。

不安がる私に対して先生は、病気の原因は横行結腸の窒素残留物による腸内腐敗であると説明され、一言「治りますよ」と力強い口調で頼もしくおっしゃいました。そして、その日から先生の治療法による病気治しが始まったのです。

それは、正しい食事法とファスティング療法でした。そのメニューは次のようなものです。（筆者注：次のようなものとは61ページの、「妻が取り組んだ食事療法」の通りです）これを月に2度のサイクルで続けました。

この療法を始めるにあたり、病院からの薬と1日おきの自己注射（インターフェロン）を一切止め、この新しい療法に臨みました。

不安がなかったといえば嘘になりますが、わらをもつかみたい一心でした。

3ヵ月前にクリニックを訪れたときは、杖をつきお婆さんのようだといわれた私ですが、さっと車を乗り降りし、スタスタと歩く姿を見て、夫の喜びは大変大きかったようです。

先生からの一層の励ましをいただき自信が湧くとともに、さらなる努力をする決意を致しました。これまで支えてくれた家族、とりわけわがままな私を黙って見守りここまで再発を防ぎ回復にこぎ着けてくれ命を蘇らせてくれた夫に一番の感謝の気持ちを持ち続けていかなければならないと思っています。

ステロイドの副作用で片目の視力は失いましたが、諦めていた車の運転もできるようになり、日常生活に不便を感じることも少なくなりました。

さらなる健康を目指してファスティングを今も続けていますが、良い食べ物の選び方、正しい食事のあり方がいかに大切なことであるかを再認識しています。

これからは、難病といわれるこの病気で苦しんでおられる多くの方々に、私のこの体験をできる限りお伝えし、病気克服の参考にしていただければありがたいと考えております。

1999年10月、難病の多発性硬化症を発症し7年間入退院を繰り返していた妻が、完治後10年を経過した2016年11月下旬、京都南禅寺の紅葉狩りに行きました折、裏山にある新島八重のお墓を訪れました。

この日は1万2千歩以上歩きましたが疲れも見せず、翌日も元気に観光しました。

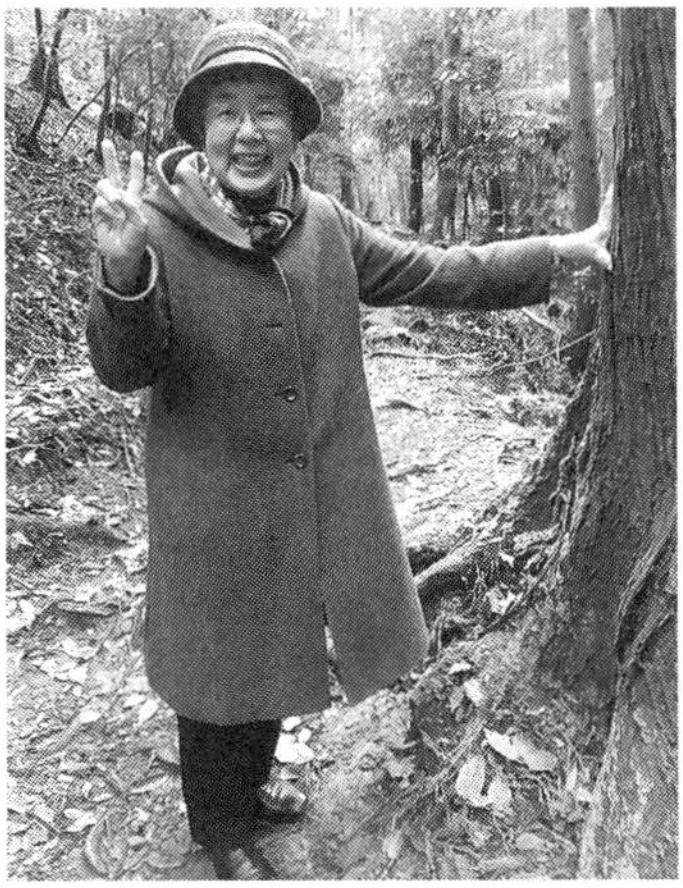

写真6　奥の院から上の山道

再発は生活習慣食習慣次第

数年前になりますが、妻は体調を崩し再発したのかもしれないと言い出しました。そこで、お茶の水にある大学付属病院の専門医をお訪ねしました。その先生は、セカンドオピニオンでお世話になった先生と並んで神経内科分野（特に多発性硬化症の診断）では最高権威のお一人です。

診察が終わると先生は「奥さん本当に多発性硬化症だったのですか？」と言われ、証拠を見せてくれということになりました。

そこで最初の診断時に撮りましたMRI検査画像と脳脊髄液の検査データを取り寄せ持参しました。それを見て納得をされたのですが、半月ほど経った頃に先生から直接電話があり、「アクアポリン4抗体が検出されたので、再発の可能性があり治療が必要である」とのことでした。

アクアポリン4とは、脳細胞膜にある水分を細胞内に取り込むトンネルです。私は、これに抗体が存在するということは炎症が生じているためだと考え、細胞膜に常在する抗酸化物質のビタミンEを活性化すべく、ビタミンCを食べ物で多く摂取させるよ

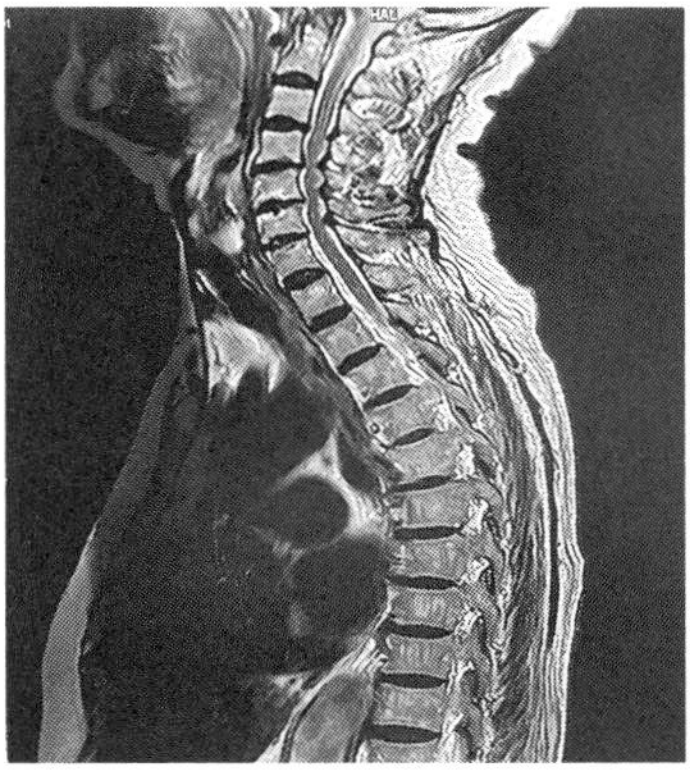

写真８
MRI 画像（2022年８月撮影
〈造影剤使用〉）

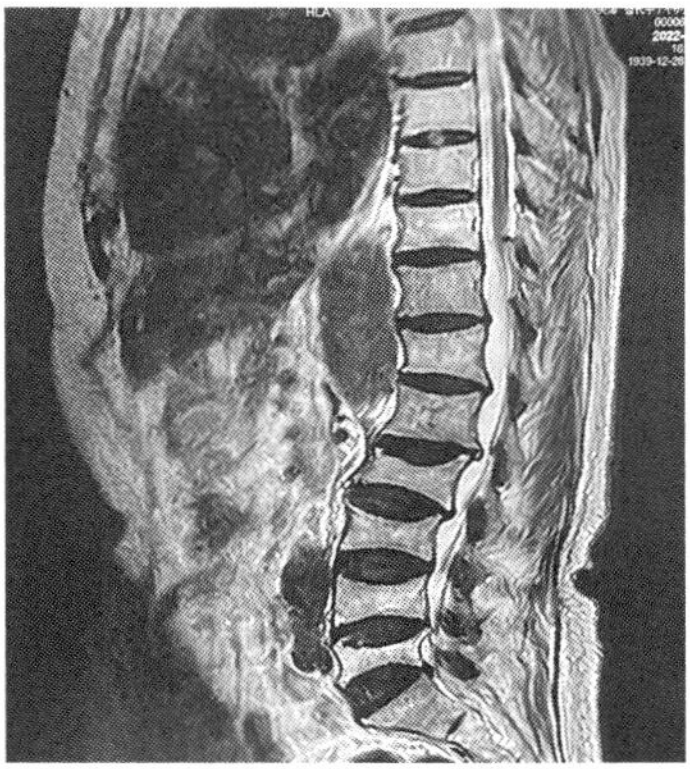

写真７
MRI 画像（2022年６月撮影）

うに心掛けました。

するとまもなく体調も回復し、その後は病院にも行きませんでしたが、大事に至ることはありませんでした。発症前の生活習慣、食習慣に戻せば再発する可能性があると思いますが、酵素食を続けている限り再発を心配する必要はないと考えています。

また、２０２２年６月、左手にしびれがあり、足が思うように動かないと妻が訴えました。近くに新設された医療大学の付属病院を受診しＭＲＩ検査を受けたところ、病巣らしき影があるのでもう１度造影剤を入れて検査しましょうということになり、８月に実施しました。

結果は、古い病巣痕であることが確認されました。手のしびれは、前かがみの姿勢をとることが多くなったため頸椎が変形し、神経を圧迫しているという診断でした。

ちなみに、足の動きがスムースでないのは、コロナ禍で運動不足になり10kgほど体重が増したためだと考えています。妻は間食と糖分の多い食べ物摂取を控える必要があるのですがしばしば誘惑に負けているようですので、何か良い方策はないかと思案しています。

しかし15年間以上薬を飲まず、車椅子も必要とせず、寝たきりにもならずに幸福な生活を送れているのは、間違いなく断食と酵素食のおかげであると思います。

このように、再発の可能性は生活習慣・食習慣次第ですので、これからも気をつけて生活していかねばならないと考えています。

第３章　人体という小宇宙の探検

単細胞から多細胞への進化が細胞の環境を変えた

宇宙は、１３８億年前のビッグバンで生じたとされています。地球は約46億年前に生まれ、地球上に細胞のような生命体が現れたのはおよそ35億年前と推測されています。

その後、生命体は徐々に進化して、原核細胞（ＤＮＡは形成されたが核を持たない細胞）や真核細胞（核ができ、その中にＤＮＡをしまい込んだ細胞）になりました。

地球を酸素が覆うようになると、細胞同士で連絡を取るようになって合体したほうが生存に有利だと考える細胞が現れたのではないかと想像されます。そして、10億年前頃多細胞生物も出現したといわれています。

酵母など単細胞生物は、細胞膜外側の自然界が環境になります。一方、植物やヒトを含む動物たちの場合は摂取した栄養素が体内に運び込まれ、それらを含んだ間質液がその周辺に存在する細胞の環境になるのではないかと考えています。

植物は道管が水やミネラル、師管が光合成で作られた糖を必要な細胞周りに供給し、動物は血管やリンパ管で栄養素を送り込みます。道管や師管、血管やリンパ管も細胞ですので、その質の良否、特に動物では血液循環の良否が直接健康に影響を与えるのではないかと想像できます。

人間の場合はどうでしょう。

ヒトは約37兆個の真核細胞で構成される、多細胞生物です。

最近までは60兆個から100兆個の細胞で成り立っているといわれてきましたが、根拠は一つの細胞重量を1ナノグラムと仮定して、体重60kgの人は60兆個と算出していたそうです。

しかし、2013年イタリアを中心にした研究チームが臓器別の細胞の大きさから算定して、30歳、身長172センチ、体重70キロの場合、細胞数は37兆2000億個と推定した論文を発表しました（「人体の細胞数の推定」（An estimation of the number of cells in the human body)、筆頭著者はイタリアの生物学者エヴァ・ビアンコニ。雑誌『人体生物学紀要』(Annals of Human Biology) の2013年11・12月号に掲載されました)。

まだ弱い仮説ではありますが、論文が提出されたということでより真実に近い数値として認められているようです。

コロナ関連でテレビ出演されたノーベル賞受賞者の山中教授も、この数値を引用されていました。

このように、人間は37兆個を超える細胞が集まってできている極めて精巧な多細胞生物です。細胞はすべて元素で構成され、東京理科大学客員教授の吉田たかよし先生は著書『元素周期表で世界はすべて読み解ける　宇宙、地球、人体の成り立ち』の中で4種類の原子、水素、酸素、炭素、窒素が99・47%を占めていると解説されています。

人の構成要素は、50%~70%が水分で、残りの部分はたんぱく質と脂質が約半々、わずかに炭水化物が含まれています。

脂質と炭水化物は、水素、酸素、炭素で、たんぱく質は3原子の他窒素も主要な構成要素の一つです。細胞は常に新陳代謝を繰り返して古くなったものを新しくしていますが、直径約10㎛ほどの細胞には約80億～160億個のたんぱく質分子がひしめき合っているといわれます。

新陳代謝とはこれら分子や原子を組み替えることですので、原子の組み換え、すなわち何百もの化学反応が1個の細胞中で同時に発生しており、その反応を間違いなく遂行している物質が酵素なのです。

人体内は水で満たされており、体温37℃前後でｐＨ７程度に保たれている環境の中で多くの化学反応が進行している事実は、酵素の役割を考える上で重要なポイントで、酵素が最も活性化する環境を進化の過程で獲得したものと思われます。

それにしても、細胞はなぜ限られた4種類の元素を主要な構成要素に選んだのか。疑問を持ちましたので調べてみました。

確か中学校の理科の授業で出てきたと思いますが、元素の周期表という原子を軽い順に並べた表があります。左から右に18列あり、左端が第1属、順に2、3と続き右端が第18属です。また上から順に第1周期、第2周期……のようになっています。

宇宙が誕生した直後に発生した元素が水素原子で最も軽く存在量が最も多いことがわかりました。このように軽くて存在量が多い原子で、使いやすい構造をしたものが選ばれたと考えられます。

生物の主要構成要素である有機物は、必ず炭素を含んでいます。ただ炭素単体や一酸化炭素、二酸化炭素のように、水素を含んでいない物質はわずかな例外を除き無機物に分類されます。つまり、有機物とは例外を除き燃やしますと、二酸化炭素と水を発生させる物質のようです。

このように、原子・分子レベルから栄養素の構造や特徴を把握していくと食事や健康に対するアプローチが論理的に理解できて納得度が高まります。

肉と野菜、動物と植物の特徴・特性

では、前段の考え方をもっと身近なものに対して応用してみましょう。食べ物には酸性食品、アルカリ性食品という分類があります。燃やした場合、灰の中にミネラル分が多いか少ないかで区別されます。肉や穀物類は前者で、野菜果物類は後者です。

人間の血中ｐＨ（H^+：血中水素イオン濃度）は7・4±0・05と極めて微細に調整されていて、少しでも酸性に傾きますと（H^+が多くなりますと）赤血球が凝集して血液循環が阻害され健康障害が生じると考えられます。

赤血球が毛細血管の先端まで届きにくくなりますと、頭痛や手足の冷えしびれ、肩凝り等の症状が出現しやすくなると考えられます。気温の下がる冬場10℃以下の屋外で作業をするとき、指先に力が入らない経験をされる方が多いと思います。これは血管が凝縮して血行が悪くなるために起きる現象です。

健康のために肉や穀物類などの酸性食品を控えるという理由がわかっていただけると思います。

また、「独立栄養生物」という言葉をご存じでしょうか。その代表的な生物は植物です。

大地に根を張っているために動き回ることができず、生きるために必要な栄養素をすべて独自に生産しなければなりません。その栄養の材料は、地中の水分やミネラル類、太陽光、空気中の炭酸ガス、酸素や窒素などです。

生涯にわたり出芽した場所に根を下ろして存在し続ける植物は、光合成を行うため太陽光を必要とします。同時に紫外線を浴びることになりますが、紫外線は酸素の電子軌道を変えるほどの強いエネルギーを持っており、一重項酸素という活性酸素が発生します。

活性酸素は増え過ぎますと細胞などを攻撃しますが、それによる被害を避けるために、植物は自らの体内で抗酸化物質（ファイトケミカル）を産生しています。ヒトの食料にできる野菜や果物の鮮やかな色素は、抗酸化物質を多く含んでいることを示しています。人体内に摂り入れますと抗酸化作用が期待できますので、できるだけ多く生で摂取したいと思っています。

人間を始めとする動物類や昆虫類は、生きるために必要であっても体内で生産できない栄養素があります。しかし植物とは異なり、動き回って他の生物を捕食することにより栄養素を補給しています。そのため動物類や昆虫類は、「従属栄養生物」と呼ばれています。

ところで、活性酸素とは具体的にどういうものなのでしょうか。病気や健康の話題でたびたび登場し悪の親玉みたいに言われますが、実際のところよくわかっていない方が多いかもしれません。

活性酸素とは、通常の酸素分子より酸化活性の強い酸素原子を含んだ分子と定義されています。細胞小器官のミトコンドリアでエネルギー産生時必然的に生じるスーパーオキシド、ヒドロキシラジカル、過酸化水素及び紫外線を浴びることにより生じる一重項酸素が主な分子です。

このうちヒドロキシラジカルは放射線を浴びた場合にも生じ、寿命は１００万分の

1秒と極短命ですが酸化力が強く、酵素や細胞膜、核酸のDNA・RNAなどを傷害します。

また、白血球は侵入したウイルスや細菌などを消去するとき、産生した活性酸素で攻撃するといわれています。

必要以外のときに大量に発生させると害になりますが、有用な機能も備えていますのでバランスが大切です。

夜更かしや過度な飲酒、喫煙、無節操な間食など不適切な生活習慣、食べ過ぎやジャンクフードと呼ばれる栄養価の偏った加工食品の過度な摂取、食品添加物の摂取、肉類や糖類の多いバランスを欠いた食習慣などは過剰な活性酸素を生む結果になると思われます。

ちなみに、体内には活性酸素を消去する酵素のスーパーオキシドディスムターゼ（SOD）、カタラーゼ、グルタチオンペルオキシダーゼなどを産生する機能が備わっています。しかし、これらはたんぱく質ですので、40歳を過ぎますと産生量が極端に減少するといわれます。特に中年以降は、菜食、少食、咀嚼を心掛け同時に適度な運動を習慣として、細胞内をクリーンな状態に保ち必要な酵素を産生しやすい環境を整えておく必要があると考えています。

栄養の消化

ヒトの消化器官は口から始まり、食道、胃、小腸（十二指腸、空腸、回腸）、大腸（上行結腸、横行結腸、下行結腸、S状結腸、直腸）、肛門と続きます。口から肛門まで一本のトンネルとも考えられ、口と肛門が身体の外側に開口していますので、消化管内を「内なる外」などと呼ぶことがあります。

口における咀嚼は、食べたものが食道を通過しやすくするように細かく砕くのと唾液の分泌を促すことが目的です。

唾液の中にはプチアリンという消化酵素が含まれていて、炭水化物の一種であるでんぷん（ブドウ糖が結合した物質で穀物類に多く含まれています）やグリコーゲン（ブドウ糖の貯蔵形態で動物の肝臓や筋肉に含まれています）をデキストリン（ブドウ糖が連なった分子）や麦芽糖（マルトースとも呼ばれるブドウ糖2個が結合した二糖類）にまで分解します。

食道は平滑筋でできており、口から入った食物を蠕動運動（リズミカルな収縮運動）で胃までスムースに送り届ける役割を担っています。

胃は蠕動運動と胃酸（強い酸性：pH1・0～2・0）による消化、たんぱく質分解酵素ペプシンによるポリペプチド（アミノ酸が鎖状に結合した分子）の切断をする場所です。

胃壁は3層の筋肉でできており、それぞれの層の筋肉が交差していますから、蠕動運動で効率よく食物を攪拌できます。食物は粥状にされ、消化しやすくなります。

食物や唾液に混入している有害細菌・病原菌などを胃酸で殺菌し体内への侵入を防ぐのも重要な役割です。空のときは空気を入れていない風船のように平べったく、胃と食道の間には噴門と呼ばれる逆止弁があり強い酸性になった食物が食道へ逆流するのを防いでいます。小腸の十二指腸との間には幽門があり、粥状にされた食物を適量送り出すようにコントロールしています。アルコールは吸収されますが、炭水化物、脂肪、たんぱく質は吸収されません。

小腸は十二指腸、空腸、回腸で構成され、全長が6～7mに及ぶといわれています。十二指腸には肝臓で生合成され胆のうに蓄えられている胆汁（pH8・3）と、膵臓で作られる各種消化酵素を含んだ膵液（pH8・5）が分泌され、胃から送り出された強酸性食物を消化酵素の働きやすい中性（pH7・0）に近づけて消化を始めます。

小腸には多くの微絨毛で覆われた突起があり、広げますと総面積はテニスコート1

面分にも相当するといわれています。微絨毛には各種消化酵素が存在する吸収細胞があり、炭水化物のうち糖質は単糖に、脂肪はグリセロールと脂肪酸に、たんぱく質は各種アミノ酸にまで分解されます。吸収はほとんど空腸の腸管上皮細胞で行われ、脂肪酸以外は近隣の毛細血管に入り門脈を経由して肝臓へ送られます。

回腸にはパイエル板と呼ばれる免疫組織があり、白血球が局在して胃で殺菌を逃れた有害細菌が体内に入り込むのを防ぐ役割をしています。免疫機能の70％が腸に存在するといわれますが、その一翼を担っています。

大腸は小腸で吸収されなかった残渣や細菌の死骸など、排泄して良い物質から水分を吸収し、排泄しやすい便を形成する役目を担います。

また、１０００種類、１００兆個ともいわれます常在細菌が住み着いており、大腸の働きを助けるとともに人体に有益なビタミンＢ類の生産などもして宿主であるヒトに提供してくれるのです。

エネルギーの源と脂肪の重要性

このように、ヒトは消化器官で必要な栄養やエネルギーの源を吸収していきます。

ところで、エネルギー源の3大栄養素について覚えていますでしょうか。中学校の理科で教えられたはずですが、多くの人は「聞いたことはある」程度だと思います。

3大栄養素とは「炭水化物」「脂質」「たんぱく質」のことで、炭水化物と脂質は水素（H）、酸素（O）、炭素（C）の化合物になり、たんぱく質は窒素（N）とわずかな硫黄（S）が加わっています。

ここで順番に3大栄養素について説明します。

まず炭水化物。ヒトにとって最も良質なエネルギー源ですが、分子の結合方式によってエネルギーになるものとならないものがあります。

例えば穀類に多く含まれていますでんぷんと食物繊維のセルロースですが、どちらもたくさんのブドウ糖が結合してできています。しかし、ヒトはでんぷんを消化する酵素を産生することができるためエネルギー源にできますが、セルロースを分解する酵素がないのでエネルギー源にすることはできません。

また、食物繊維には水溶性と不溶性があり、小腸で消化吸収されることがなく大腸まで到達し、健康に有益な作用の素になります。

水溶性は善玉菌の餌になり、善玉菌は生産するビタミンB類などを人体に提供してくれています。一方の不溶性は水分を吸着して便の嵩を増やし、大腸壁を刺激して便通を良くし整腸作用に貢献してくれています。

次に脂質は、エネルギーの貯蔵形態として脂肪細胞に中性脂肪の形で貯められますが、最も重要な役目は細胞膜や生体膜（細胞小器官の膜）などの構成です。

脂肪は水に溶けないので膵臓から分泌される消化酵素のリパーゼが働きやすくするため、肝臓でコレステロールを原料に産生される胆汁酸で乳化する必要があります。

こうして脂肪酸まで分解され吸収された脂肪は小腸の吸収細胞で再編成され、中性脂肪、リン脂質、コレステロール、たんぱく質、脂溶性ビタミンを含んだカイロミクロンと呼ばれる球状物質になります。

カイロミクロンは、リンパ管を経由して血液に合流し各細胞に中性脂肪を運び入れます。即ち食事で摂取した脂肪酸は変換されることなく、直接各細胞膜の材料になることを考慮して適切に脂質の摂取をしなければなりません。

ちなみに、細胞膜の柔軟性に寄与するオメガ3とオメガ6は体内で合成することができないため必須脂肪酸といわれ、食事やサプリメントから摂取する必要があります。

また、細胞間の連絡をするエイコサノイドという物質も細胞膜の必須脂肪酸を原料にしています。オメガ6由来のエイコサノイドは炎症を増大する方向に働き、オメガ3由来のものは抑制する方向に働きます。

そのため細胞膜構成成分である必須脂肪酸のバランスが大切になりますが、近年の食生活ではオメガ6の摂取量が多く1対10ほどになるといわれています。厚労省は、1対4の摂取比率を推奨しています。

オメガ6は肉や各種植物オイルに、オメガ3はイワシやアジ、サンマ等小魚に多く含まれています。ただ、オメガ3は熱に弱く、加熱調理しますと変質するため、生で摂取する必要があります。小魚は刺身で食べるのがベストですが、鮮度が落ちやすく手に入りにくいのが難点です。

そこで亜麻という植物の種から抽出した亜麻仁油をサラダのドレッシングにするか、DHA・EPAのサプリメントを利用する必要があると感じています。

最後はたんぱく質ですが、20種類のアミノ酸が鎖状に結合したペプチド鎖と呼ばれる物質で構成されています。

ある細胞が必要とするたんぱく質は、その細胞の細胞核中にあるDNAに収納されている設計図に従い産生されます。細胞質中にあるリボソームと呼ばれる組み立て工場(細胞小器官)で、たんぱく質の基となるポリペプチド鎖(たくさんのアミノ酸が鎖状に連なった物質)の形で生成されます。

このポリペプチド鎖が2次構造と呼ばれるらせん状(αヘリックス)や平面状(β

シート）を経て、３次構造と呼ばれる立体構造に組み立てられて初めて機能の発揮できるたんぱく質となります。

人体は、約37兆個の細胞で構成されていますが、動物組織を分析しますと、水を除いた場合は約15％がたんぱく質、13％が脂質、３％が無機質、２％が炭水化物と核酸となります。ヒトは個体差が大きいので数値には幅があると思われますが、この分析結果からもたんぱく質と脂質は細胞の構成要素として極めて重要な分子であることが読み取れます。

一般的な細胞の大きさは、10～１００㎛ですが、その中に、なんと80億個以上のたんぱく質分子が存在しているそうです。そして生命を維持するために、想像もできないようなスピードで化学反応による原子や分子の組み換えが行なわれているのです。

そのすべての化学反応を遂行する役割は、たんぱく質の一種である代謝酵素が担っています。すなわち代謝酵素は、生命維持に不可欠なたんぱく質といえるわけです。

人体内の細胞数を37兆個と仮定し、入れ替わる日数を平均37日とした場合、細胞は毎日約１兆個が分解され、同じ数合成されるという新陳代謝を繰り返しながらホメオスタシス（恒常性維持）に努めています。

この反応に必須となる代謝酵素を合成するため20種類のアミノ酸が必要ですが、食事により栄養素が供給されているときには、細胞は十分な量のアミノ酸をプールしておくシステムを備えています。

必要なアミノ酸の摂取に際して覚えてほしいことがあります。「アミノ酸スコア」という指標で、この数値はその食品が人体にとって必要となる必須アミノ酸をどれほど含んでいるかを表しています。肉、魚、卵などの動物性たんぱく質は１００で、植物性食品では大豆が１００、そばは92、お米が65となっています。

食事で摂りましたたんぱく質は胃に入りますと胃酸で立体構造が解かれ、アミノ酸が鎖のように連なったポリペプチドになります。

それを大まかに切断するのが、胃に分泌されるペプシンというたんぱく質消化酵素です。十二指腸には膵臓で産生されたトリプシン、キモトリプシンなどが分泌されさらに短いペプチドに分解されます。

小腸吸収細胞にはペプチターゼという消化酵素があり、ペプチドをさらに小さいジペプチドやトリペプチドあるいは個々のアミノ酸に分解し吸収します。

病気は細胞の劣化により生じる

２０２０年初頭、世間を賑わせた新型コロナウイルス感染など、病気は主に病原菌が原因で発症すると思われがちです。生活習慣病の発症も菌が特定できない場合、原因不明と判断されるケースがあります。

妻が59歳のとき、特定疾患の多発性硬化症を発症したときもそうでした。医師たちは、原因不明で一生完治せず、間もなく車椅子が必要になり寝たきりになると宣告しました。しかし、妻の診察をされた代替医療クリニック院長が指摘された通り原因は、腸内環境の悪化による細胞の劣化でした。

病原菌が体内に侵入した場合、それを排除する機構が人体には備わっており、免疫を司る白血球がその役目を主に担っています。

従って、この白血球を産生する細胞が劣化した場合、役目が果たせず病原菌による感染に至るのではないかと考えています。

さまざまな原因により細胞は劣化しますが、大隅良典博士とともにオートファジーの研究をされていた生命科学者の吉森保博士は、主な原因として次の3点を著書『L

IFE　SCIENCE（ライフサイエンス）―長生きせざるをえない時代の生命科学講義』の中で示されています。

1、細胞の中に不要になったたんぱく質、あるいはなんらかの理由で設計図通りに生成できなかったたんぱく質が蓄積し、細胞が機能不全を来したとき。
2、ウイルスなどの病原菌に攻撃されたとき。
3、なんらかの理由で細胞内のエネルギー工場であるミトコンドリアにおいて活性酸素が異常発生し、漏れ出してDNAを損傷させたとき。

これらはすべて、適切な生活習慣、食習慣、ファスティングにより、回避が可能と思われるのです。シンクレア博士は、「食事のカロリーを減らせ」「小さいことにくよくよするな」「運動せよ」と提唱されています。

また、吉森保博士も健康寿命の要として「少食」「適度な運動」を推奨しています。千島喜久男博士は、半世紀以上前に健康の要諦は「気」「血」「動」の調和で「咀嚼」「少食」「菜食」が重要と述べています。

エドワード・ハウエル博士も健康維持増進に必要な代謝酵素確保のため、食物酵素概念を考案され少食・生菜食を提唱されています。

このように、多くの博士が同じことを提唱している事実からも、適切な生活習慣、食習慣、ファスティングの有効性をおわかりいただけると思います。

私と妻が現在実践している食習慣・食事法は、次のようなものです。

朝食

朝７時前後に、野菜・果物を混合したジュースと生野菜サラダを摂ります。ジュースは、トマト、人参、リンゴ、ブロッコリー、レモン、生姜、バナナを刻み入れ、無調整の有機豆乳をコップ一杯ほど加えミキサーで攪拌したものです。人参には「アスコルビナーゼ」というビタミンC破壊酵素が含まれていますので消去する目的で酸であるレモンを加えています。

新鮮で色素の鮮やかな生野菜や果物を使用したジュースやサラダには、食物酵素や抗酸化物質、食物繊維が豊富に含まれており排泄の時間帯である朝食には最適であると思っています。

昼食

基本は生野菜類を豊富に入れたサラダそばですが、私はカレーが好物なので残り野菜を利用して野菜カレーを作ることもあります。自家菜園で収穫したさつま芋を焼いたり蒸かしたりするときもありますし、近くにオープンしたマーガリンやショートニングなどトランス脂肪酸不使用のパンも週に1回程度昼食に利用しています。ご飯にするときは減農薬有機栽培でお米を生産している知り合いの農家さんから収穫期に購入した玄米を、使用分だけ家庭用精米機で分づきにしたものにもち麦や黒米など雑穀を混ぜ入れ炊き上げます。副菜にする沢庵大根や梅干しラッキョウ漬けなどは、自然の素材を使用して自分で造り保存してあるものです。焼きのりも摂るようにしています。

夕食

大根と人参の酢の物、ワカメとキュウリの酢の物等、夕食全体の30パーセントは、生野菜を摂るように心掛けています。大豆製品の豆腐、厚揚げ、納豆も、必ず利用します。加熱調理しないと食べにくい根菜類には、キノコ類を加えます。味噌汁には、キノコや海藻を入れます。ご飯は昼食時と同様ですが、私はお酒が好物なのでご飯の代わりに焼酎のお湯割り、夏は水と氷割でコップ一杯を飲みます。

その他週に1日、断食を行います。前日18時頃夕食を済ませ次の日の朝食と昼食を白湯のみにします。夕食は有機栽培のベビーリーフにスライスしたトマト、キュウリ、タマネギを加え、アボカドとキウイを5ミリ位の厚さに切りトッピングした生野菜サラダをメインにして豆腐とワカメなどが豊富な味噌汁も同時に摂っています。


ところで、細胞の劣化について、デビット・シンクレア博士は研究により、糖類の多食はDNAを損傷させることによりゲノムが混乱しエピゲノムに雑音が生じると述べています。

この状況が頻繁に繰り返されますと細胞は増殖ができなくなってアイデンティティーを失い、老化が早まり病気発症につながるというのです。原因は酵素製造能力を減退させるためであると考えられます。

動物性たんぱく質の多食によるアミノ酸のメチオニン、アルギニン、分岐鎖アミノ酸のバリン、ロイシン、イソロイシンの多量摂取も、側鎖がメチル基やアセチル基を産生しやすい分子であるように思われますので同じような結果になるのではないかと考えています。

私たちの細胞は、自分が食べる日々の食事を材料にして生成されていることを再認識する必要があります。

ヒトの細胞は構成要素がほとんどたんぱく質です。

細胞は脂質二重層で構成される膜で覆われ、中では細胞核を中心にさまざまな細胞小器官（オルガネラ）が働いていますが、一説によりますと一つの細胞には約80億個ものたんぱく質分子が存在し、毎秒数万回の化学反応により原子、分子の組み換えが行われているといわれます。

その主役がたんぱく質分子の酵素であり、触媒作用により化学反応を主導し生命維持を司っているのだそうです。酵素を始めとするたんぱく質は、ほとんどの細胞が所有する細胞核に収められているＤＮＡの設計図通り必要に応じて生合成されるのです。たんぱく質がいかに身体に重要かがおわかりいただけると思います。

大きなストレスはビタミンCを消費する

ウイルスが侵入した場合などにより身体がストレスを感じますと、ストレスホルモンのアドレナリンやコルチゾールが生産されストレスに対抗します。

アドレナリンはアミノ酸のチロシンを原料に、ドーパ、ドーパミン、ノルアドレナリンを経て産生されます。ドーパミンをノルアドレナリンに変換する化学反応を主導する酵素ドーパミンβ水酸化酵素は、補酵素としてビタミンCが必要です。

このようにウイルスに感染した場合など大きなストレスが掛かりますと、ビタミンCが大量に必要となります。

ビタミンCの原料はブドウ糖で、４段階の酵素による化学反応を経て生産されます。しかし、ほとんどの動物は体内でビタミンCを生産することができますが、ヒト、サル、モルモットなどは生産できません。これは4番目の酵素、グロノラクトンオキシダーゼの遺伝子が喪失されているためであるといわれています。

さて、ビタミンCは抗酸化作用が強く、酸化された化学種に電子を与え還元します。特に細胞膜を構成している不飽和脂肪酸が活性酸素の攻撃を受け酸化された場合、細胞膜の破壊を防ぐために組み込まれているビタミンEが電子を与えてこれを元に戻し、自らは酸化されてビタミンEラジカルになります。このときビタミンCは直ちに電子を供与し、ビタミンEを復活させます。

ビタミンCの効力はほかにもあります。ノーベル賞を一人で2度授与されたアメリカの化学者ライナス・ポーリング博士らは、研究によりビタミンCが水や酸素と鉄イオンの存在下で過酸化水素（消毒液であるオキシドールの原料）を発生させ、体内に侵入したウイルスや有害細菌類を消去するメカニズムを解明され公表されました。

この研究結果を実感する出来事がありました。私は植木屋さんに毎年庭木の手入れをお願いしていますが、今年は大きくなり過ぎた果樹類の剪定も頼みました。

しかし、柿の木や枇杷はちょうど良い高さまで短くしてもらえたのですが、ユズだけが除かれていました。植木屋さんに理由を尋ねると、柑橘類は鉄でできているノコギリや剪定鋏を使うと枯れてしまうので、折るか自然のママが良いとのことでした。

柑橘類はビタミンCを多く含んでいるので、鉄分が存在すると水と反応して活性酸素の過酸化水素を発生させ、細胞を傷つけ枯れる結果になるのだと納得しました。

話をビタミンCに戻すと、ある種のがん細胞やウイルスを消去するためには、ビタミンCの血中濃度を高く保つ必要があり、その濃度はヒトにより個体差が大きいという報告もされています。

薬には必ず副作用が伴いますが、ビタミンCは多くの野菜や果物類、特に柑橘類に含まれており、水溶性であるため大量に摂取しても余剰分は尿と一緒に排出されますので副作用はほとんどありません。がん治療に活用する例もあるとか。ポーリング博士や臨床医のジョナサン・ライト医学博士は、ビタミンCメガドース療法を提唱されています。

動物が体内で生産する量はヒトに換算すると1日数gで、ヒトの個体差が大きいことを勘案すると健康維持のため1日当たり2～12g摂取する必要があるとポーリング博士は述べておられます。

私は風邪気味などの場合、昼間の時間帯1回1gを約1時間おきに数回摂り、病気罹患を防ぐ可能性があるといわれます血中濃度220マイクロモルをキープするよう心掛けています。

第4章　難病治癒に活躍したモノ

ヒトに備わった恒常性維持機構と身体のバランス

ここからは、人間の治癒や免疫の仕組みについて掘り下げていきたいと思います。特に原因不明と言われた妻の病気にはどんなことが効果的だったのかを突き止めれば、多くの方に役立つかもしれません。

多細胞生物であるヒトは、37兆個を超える細胞の一つひとつで環境が異なると考えられます。

例えば、毛細血管が太く赤血球が容易に通過でき、間質液に必要な栄養分を供給できる部位の周辺細胞と、そうでない部位の細胞では明らかな差が生ずるのではないかと思います。

そのような状況を解決するために、ヒトは細胞間の連絡が密になるような方法として、神経系、内分泌系、免疫系を獲得し進化させたと考えても良いのではないでしょうか。

ヒトの体温を一定に保持させ、血圧や血液のｐＨを維持させることを「恒常性維持機能」と呼びますが、この機能によって神経系、内分泌系、免疫系のバランスが保たれ、それが強い免疫力に通じるのではないかと考えています。

ヒトは長い進化の過程で、喜び、悲しみ、怒り、諦め、驚き、嫌悪、恐怖など、感情を表現するようになりました。ネガティブな感情は自律神経の交感神経を活発化させ、ポジティブな感情は副交感神経を活発化させるといわれます。

胃や腸の消化器官および膵臓等の消化酵素製造は自律神経がコントロールしているそうで、交感神経はこれらの活動を弱める働きをし、副交感神経は強める働きをすることが解明されています。

従って、健康にはゆったりと楽しく十分咀嚼しながら食事をすることが重要であり、忙しいあるいは怒りながらの食事は消化不良になると考えられます。

消化不良になりますと、食物と一緒に摂り入れたウイルスや細菌が胃酸で消化されるのを免れ、小腸に達します。小腸には免疫細胞が局在していますパイエル板があり異物を取り込んで無害化するのですが、その前に小腸の吸収上皮細胞を傷害する可能性もあるのではないかと考えました。

上皮細胞はクローディンと呼ばれるたんぱく質の糸で固く縫い合わされているのですが、このたんぱく質が傷害されますと縫い目が緩む可能性があります。

これが「リーキーガット」といわれる腸漏れの状態で、不純物や細菌を血液に取り込む結果につながり、免疫を担当する細胞たちを混乱させ、さまざまな病気発症の基になるのではないかと思っています。

人体を構成していますす細胞のすべてが、私たちの毎日の食事から作られているのです。即ち、生活習慣・食習慣の適・不適が免疫力の強弱に直接影響を与え、健康を左右していると考えられます。

多細胞生物であるヒトの細胞環境は、細胞を取り囲んでいます間質液であると思います。この間質液は、血液によって運ばれてきた栄養成分が構成要素です。

栄養成分は、摂取しました食物が消化され吸収されたものに他なりません。つまり、消化吸収の質は、生活習慣・食習慣により大きな差が生じます。

また、ヒト細胞には、細胞内エネルギー工場であるミトコンドリアが存在します。

ミトコンドリアでのエネルギー生産には酸素を利用しますので、必然的に活性酸素が発生します。

活性酸素は細胞環境を悪化させる源でありますから消去する酵素を細胞内で産生するのですが、活性酸素が多く発生しますと産生が間に合いません。

そして、活性酸素発生量はストレスの大小に影響されますから、ストレスが過大にならないように生活習慣・食習慣を工夫する必要が求められるのです。

ヒトの生体防御機構を理解するために

次に免疫について考えてみました。例えば、放射線治療も周辺細胞を破壊して活性酸素を必要以上に生み出して免疫力を弱めると思います。

免疫といえば、コロナウイルスの世界的流行によって耳にすることが増えましたが、高齢者や持病を抱えている人の免疫力は低下しているため、ＣＯＶＩＤ-19の感染時には重症化しやすいと思われます。

免疫機構を潜り抜け肺に到達したウイルスは、肺胞細胞の中に侵入し核を乗っ取り増殖します。増殖したウイルスが隣の細胞に移る際、細胞と細胞を結合している間質組織コラーゲン（たんぱく質の一種）を破壊すると考えられます。

コロナウイルスのＲＮＡには、たんぱく質を消化する酵素プロテアーゼがコードされている事実が判明しています。

コラーゲンの構成アミノ酸は半分以上が疎水性で、破壊されますと内側に巻き込まれていた疎水性アミノ酸が表面に現れ、壊された複数のコラーゲンが疎水効果により凝集し固まります。その結果、肺胞の収縮が抑制され、ガス交換ができなくなるのではないかと思います。

これが間質性肺炎の引き金になり、肺胞細胞機能不全の拡大が急激な重症化をもたらすと考えられます。コラーゲンにつきましては、後ほど詳述します。


話を元に戻しましょう。ヒトは外部からの異物（ウイルスや病原性細菌等）による攻撃に対し、さまざまな防御機構（免疫力）で対処します。防御機構には、大きく分けて「自然免疫」と「獲得免疫」の2種類があります。

人体に対し異物が攻撃してきた場合、最初に防御を担当する機構は、自然免疫の物理的、化学的、生物的防御機構です。

物理的には、くしゃみ、鼻水、咳、痰、涙などによって排除する現象があります。

皮膚の隔壁効果や粘膜など組織からの分泌物による被覆効果・洗浄効果があり、皮脂の分泌、粘液や糞尿などもこれに該当するのではないかと思っています。

化学的なものには、涙や唾液・血清・粘液などに含まれていますリゾチームや胃酸による反応があります。

リゾチームは酵素（たんぱく質）で、細菌の細胞壁であるペプチドグリカン（アミノ酸が結合している短い鎖と糖で構成される高分子化合物の一種）を加水分解します。胃酸は胃液の成分で胃の中をｐＨ１・５～２・０の強酸にし、侵入してきた異物を解体します。

そして生物的防御は、白血球の一種である食細胞と呼ばれる好中球（特に多核白血球）やマクロファージ（単球が血管を出て組織に入り分化した細胞）などが、侵入した異物や体内に生じた不要物などを貪食して取込み細胞内の酵素で分解処理する機構です。

また、粘膜表面に存在するたんぱく質の免疫グロブリンAは、異物と反応して食細胞に捕食されやすくする機能を持っています。このほか大腸に多く存在する常在細菌叢も、病原菌の排除・発育防止の役割を果たしてくれます。

このように免疫細胞は私たちの身体にたくさん存在しますが、特に白血球は重要で、顆粒球（好中球、好酸球、好塩基球）、単球（マクロファージ、樹状細胞）リンパ球（B細胞、T細胞、NK細胞など）に分化し、体内に侵入した異物（病原菌など）を消去して免疫の役割を果たします。

顆粒球、単球は食作用による自然免疫の主役ですが、獲得免疫でも活躍します。特に血流中の単球が肺などの組織に入りますとマクロファージに分化し、抗原提示細胞として抗原（異物）の侵入を他の免疫細胞に知らせる役割を担います。

リンパ球は、リンパ液構成成分のひとつです。胸腺で成熟した細胞をT細胞（Tリンパ球）、骨髄（胎児時は肝臓）で成熟した細胞をB細胞（Bリンパ球）と呼称し、両リンパ球は脾臓やリンパ節に待機しており異物の攻撃に備えています。

特定の異物に働く獲得免疫

一方の獲得免疫（特異的生体防御反応）とは、個々の病原微生物や異物に対して特異的に示す反応です。

初めての病原菌侵入（感染）を経験するとそれを記憶し、2度目以降の当該物侵入時には素早く、より強力に対処する仕組みで、細胞性免疫と液性免疫があります。

細胞性免疫は、主としてリンパ球による免疫反応で、Ｔ細胞（Ｔリンパ球）が主役です。異物の侵入を感知したＴ細胞は感作Ｔ細胞に分化し、キラーＴ細胞を活性化して抗原（病原菌）を直接標的にし攻撃する免疫反応の主体となります。ＮＫ細胞もこの反応の一翼を担っています。

一方の液性免疫は、Ｂ細胞（Ｂリンパ球）からの抗体（免疫グロブリンと呼ばれる異物を排除するための物質）産生を中心にして行う免疫反応です。抗体はたんぱく質で五つの種類（ＩｇＧ・ＩｇＡ・ＩｇＭ・ＩｇＤ・ＩｇＥ）があります。

この抗体が抗原と結合する部位は、数万種類のアミノ酸の配列を組み合わせることが可能であるといわれます。自然界に存在する抗原はおよそ１００万種類といわれますが、その抗原に適した抗体を産生し結合させることにより当該抗原を消去するのです。

さて、液性免疫の中心は形質細胞（プラズマ細胞）が担います。細胞性免疫と同じように異物の侵入を感知したＴ細胞はＢ細胞を刺激するサイトカイン（細胞間情報伝達物質）を分泌しＢ細胞の形質細胞（抗体産生細胞）への分化を促します。この役割を担う細胞は、ヘルパーＴ細胞です。

ちなみに、自然免疫の生物的防御を担当するマクロファージは獲得免疫の働きをする場合もあります。標的物質を貪食処理すると同時に当該物質を特異的免疫系で処理しやすい形に変える役割も担っています。「抗原提示細胞」と呼ばれ、獲得免疫の先頭に立ち司令塔となって活躍します。

こうしてできた免疫ですが、一般的に、初めて抗原（異物）の攻撃を受けた場合には徐々に抗体（免疫グロブリン）が増加してピークに達する時間は10日から2週間といわれています。

この間に炎症反応（発熱、発赤、浮腫、疼痛）が発生し、場合によっては組織破壊（肺胞の細胞間を結合している間質のコラーゲンが活性酸素により破壊されて生ずる間質性肺炎の発症など）に至ります。

ただ、同じ抗原を2回目以降に感知した場合は、急速かつ急激に大量の抗体を産生することができますので、感染に至る可能性は極めて低くなると考えられます。これは、免疫担当細胞である記憶細胞（メモリーT細胞）が当該抗原の特徴を記憶しているためです。

これまで述べてきたように、ほとんどの免疫反応は、免疫細胞の白血球が担当します。白血球の核の中にあるＤＮＡに存在する設計図に従って作り出されるたんぱく質の酵素が細胞内化学反応を主導します。

つまり、完全な免疫力保持のためには、細胞を常に健康で元気な状態に保たせる必要があります。そのために常日頃から考えておかなければならない事柄には、何があるでしょうか。

ＣＯＶＩＤ-19の報道で、40代50代の軽症者が急に脳梗塞や心筋梗塞を発症するのはサイトカインストームの発生によるなどといわれますが、Ｂ細胞の分化促進に働くヘルパーＴ細胞の異常、あるいはこれを抑制するサプレッサーＴ細胞の機能不全または両方のためであると考えられます。

即ち各細胞が正常な機能を発揮しない原因は、細胞そのものの機能不全ではないかと思われるのです。

確かにドイツの病理学者ルドルフ・ヴィルヒョーが提案した法則「すべての細胞は細胞から生じる」の通りですが、その細胞は食べたものからできている事実を考慮する必要があるのではないでしょうか。

食物として摂取しました脂肪は、グリセリンと脂肪酸に分解され小腸で吸収されますが、小腸の細胞で中性脂肪やコレステロールなど脂質類を纏めたカイロミクロンに再編成され、リンパ管を経由して各細胞に直接分配されます。

即ち、摂取した脂肪酸がそのまま細胞膜の材料になりますので、脂肪酸の種類が細胞膜の質・細胞の良否を左右すると考えられます。

肉類には飽和脂肪酸が多く含まれているため、多食しますと細胞膜が固くなり柔軟性が損なわれます。肉類のたんぱく質には必須アミノ酸が十分に含まれているため食物として優れていると教えられていますが、多食して飽和脂肪酸の多い細胞膜が形成されますと柔軟性を欠いた機能性の弱いものになるのではないかと危惧されるのです。

特に現代の食習慣では、必須脂肪酸のオメガ3の摂取が不足するといわれています。オメガ3脂肪酸が豊富に含まれていることで知られる青魚といった魚類や野菜・果物類には不飽和脂肪酸が多く含まれています。ただし必須脂肪酸のオメガ3は、熱により変性しやすいので50℃以上に熱するのを避け生で摂取する必要のあることを記憶しておいてください。

酵素不足でも免疫力が低下する例

2015年4月、私は慢性硬膜下血腫と診断され、開頭手術を受けました。二日酔いのような頭痛があり、間もなく鉄道駅で階段を昇るのが苦痛になりエネルギー不足

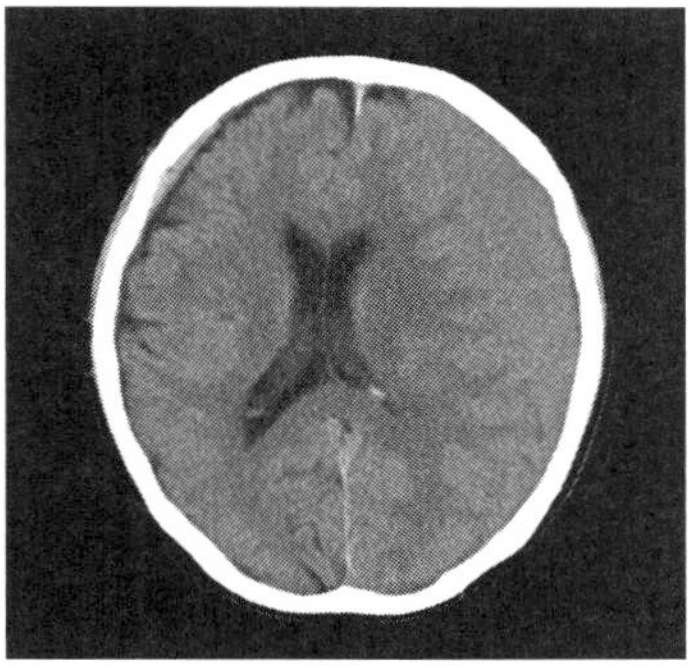

写真9　脳CT前

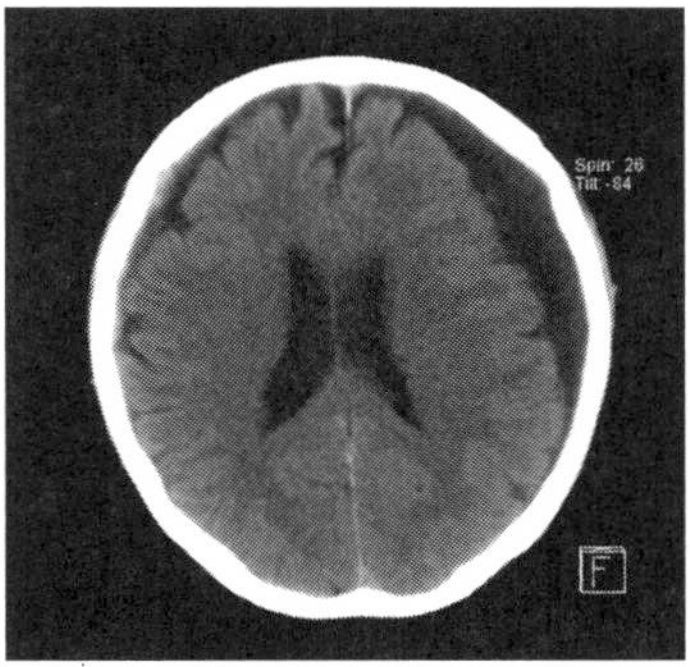

写真10　脳CT後

を強く感じました。これは何らかの異常が発生しているに違いないと思い受診したところ、緊急入院となったのです。

写真右が初診時のCT画像です。右上隅4分の1に血腫があり、脳が圧迫されて中心線が左にずれています。

左の写真は、血腫を除去した後の画像です。右上隅の血腫を取り除いた部分が黒く映っており、中心線が戻っている様子がはっきりとわかります。

この病態は高齢者が頭を強打したとき、特に酔って転倒した場合などを引き金に発症することが多いといわれています。私も1月下旬、台所の出入口近くに設置してあります吊り戸棚のコーナーで頭を強打したことを思い出しました。

部分麻酔で1時間足らずの手術でしたが、頭蓋骨に1円玉ほどの穴をあけ、血液排出用チューブを血腫の覆いになっている袋に差し込みました。患者にまったく不安を与えることがなく、外科医術の驚異的な進歩を感じさせる見事な手術でした。

入院した翌日開頭手術を受け次の日導管を抜くまでの間、約150ミリリットルの血液が排泄されました。おかげ様でその次の日には退院できました。

硬膜下血腫とは、頭蓋骨のすぐ下に硬膜があり、その下にくも膜、さらに下に軟膜と脳は3層の膜で保護されていますが、硬膜とくも膜の間に血腫が生じる病態で、頭の強打から3ヵ月程度以上経過後に発症する場合を慢性硬膜下血腫と呼んでいるとの説明を担当医から受けました。

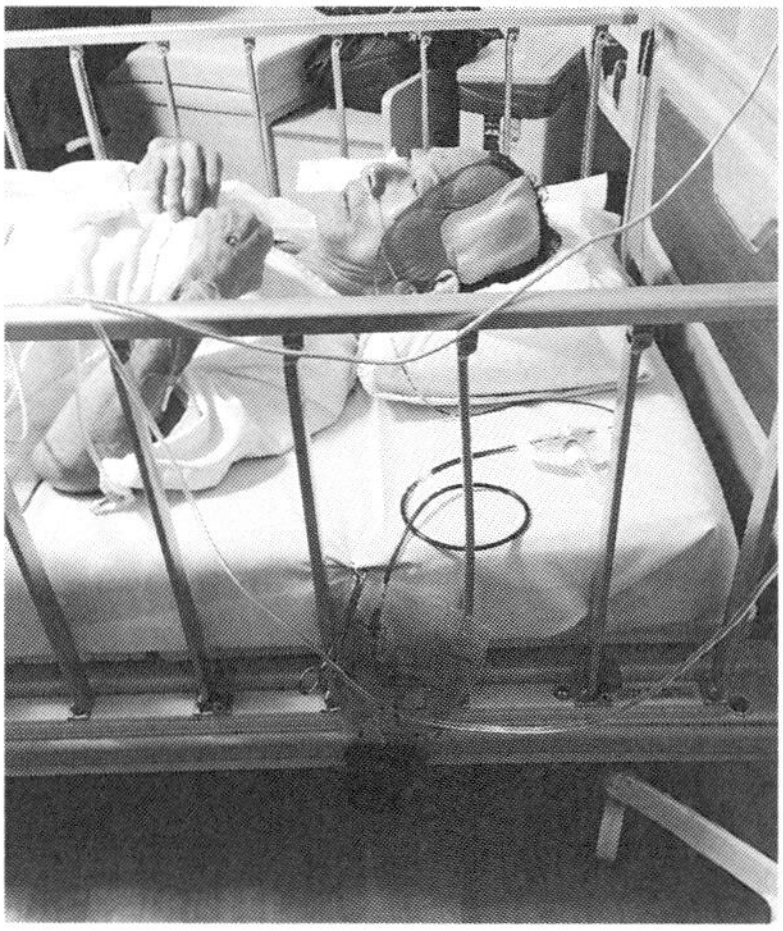

写真11　硬膜下血腫手術後

通常、打撲による内出血は自然に吸収されます。吸収には代謝酵素が必要ですが、経年により酵素生産能力が低下します。そのため慢性硬膜下血腫の発症は、高齢者に多いといわれています。

酵素生産能力の低下は、「老化によりＥＲＣ（染色体外環状ｒＤＮＡ）が蓄積するとリボソーム（たんぱく質を産生する細胞内小器官）が減少し、たんぱく質である酵素生産が減少する」というシンクレア博士の実験で証明されました。

40代中頃の壮年期まではそれほど心配する必要はないと思われますが、例えば消化酵素のアミラーゼ（ご飯やパンなどのでんぷん〔糖質〕を分解）は、80歳を過ぎた高齢者の場合は20歳の若者に比べて分泌量が約30分の１に減少しているとエドワード・ハウエル博士は述べています。

私はこの経験に基づき、週１回朝食と昼食を摂らず、約24時間断食をしてオートファジーの活性化に努めています。

細胞内の不要たんぱく質を分解して酵素生産に必要なアミノ酸を確保し、断食をすることによって体内で産生する消化酵素の分泌を最小限に抑え代謝酵素としての利用量増大が期待できるからです。

大腿骨頸部の骨折体験と酵素食の効用

何度も繰り返しますが、ヒトの細胞は食べ物によって作られています。しかし、たとえ良質な食べ物であっても、消化器官で十分に消化されなければ吸収されませんのでエネルギー源や人体の構成要素になり得ないのです。

この写真2枚は、２０１８年7月下旬に私自身が体験した左大腿骨頸部骨折の様子です。不注意により、入浴中転倒し浴槽の縁で強打した結果です。左の骨頭下部に割れ目があり、下の骨に潜り込んだため右に比べると少し短くなっている様子が確認できると思います。

骨には破骨細胞と骨芽細胞があり、常に新陳代謝していますので自然に治癒する可能性はありましたが、長さが左右均等になるまでには相当な日時を要すると考えました。そこで折れた部分を切除し、金属の人工骨頭を挿入してもらう手術を受ける決断をしました。

骨折したのが２０１８年7月28日で、手術は7月31日に行われました。次の写真は、人工骨頭が埋め込まれた手術直後の様子です。

手術に伴い炎症（発赤、発熱、浮腫、疼痛）が生じますが、炎症の早期鎮静化には代謝酵素の活性が不可欠です。そこで断食をしてオートファジー機能を働かせ、細胞内の不要になったたんぱく質分子を分解してアミノ酸を確保し、必要な酵素の産生に備えました。

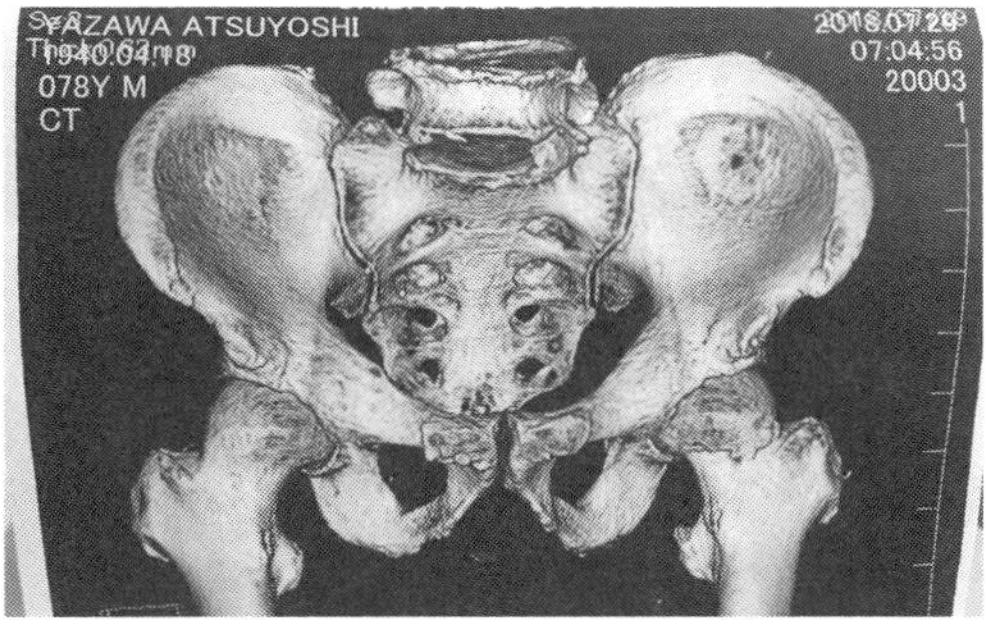

写真 12　大腿骨周辺 1

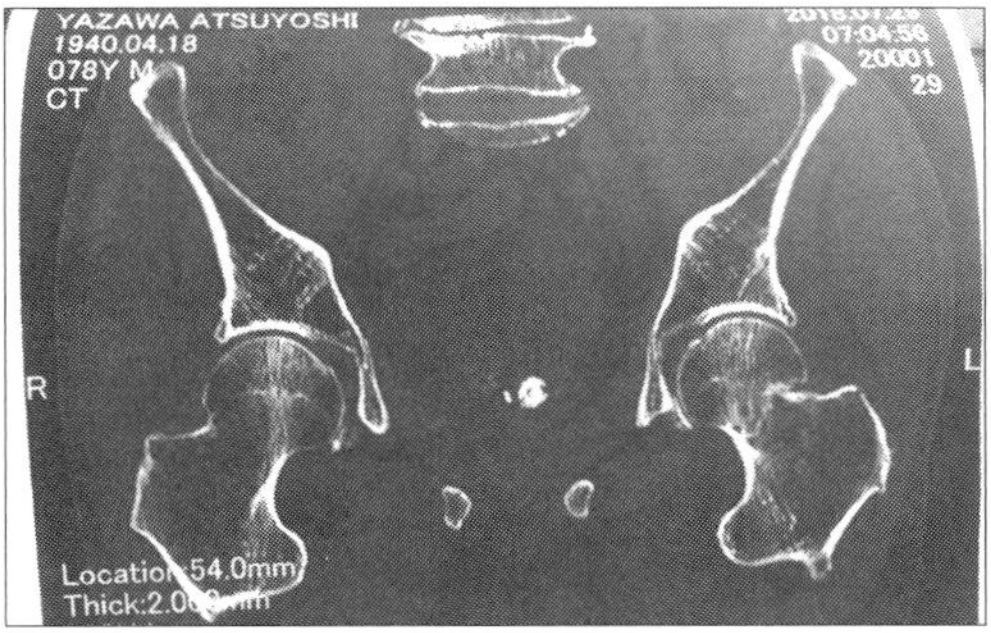

写真 13　大腿骨周辺 2

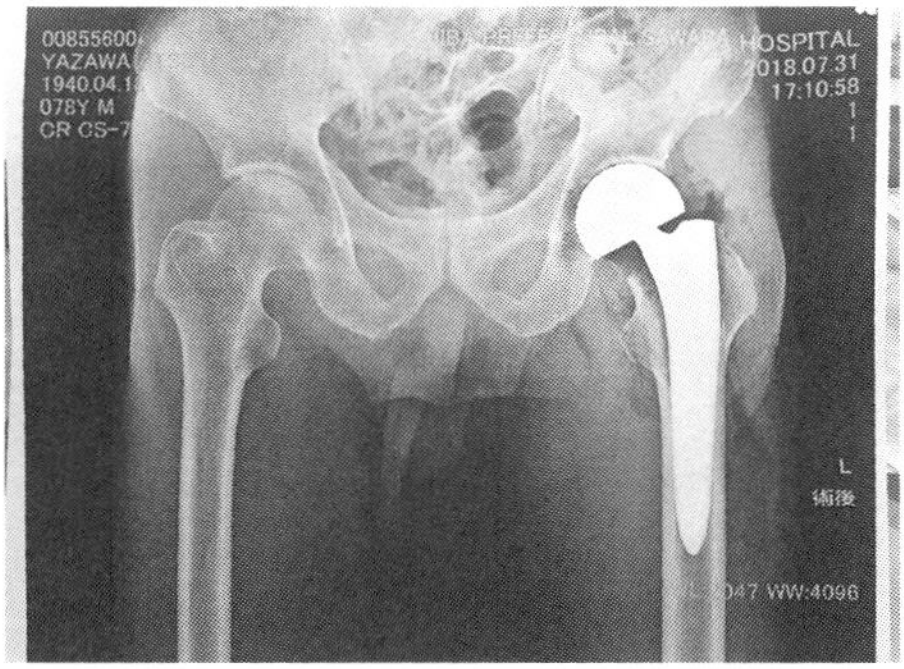

写真 14　人工骨頭

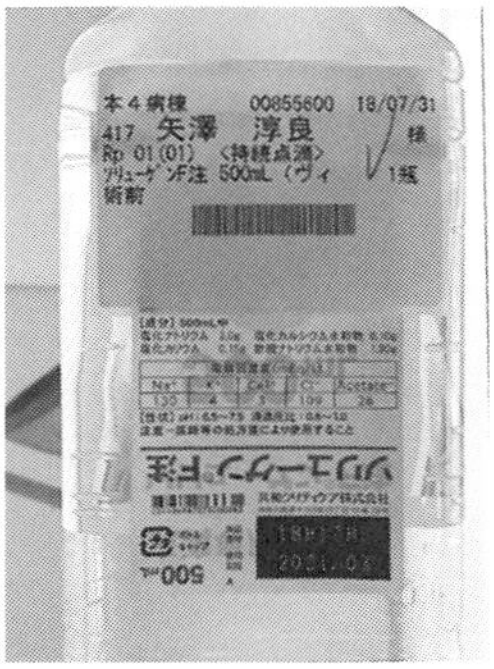

写真 15　電解質点滴

手術当日は朝食を摂りませんでしたが、写真にあるような電解質は点滴注入されました。

断食は前日の夕食から午後4時開始の手術をはさんで次の日の朝食まで、約38時間でした。従って、消化酵素を消費する必要がなく、体内で製造できる酵素のすべてを代謝酵素として使用することが可能になりました。

食事をしますと消化吸収のために、大量の消化酵素が消費されます。その場合、病気や怪我で生じた炎症を治癒に導く代謝酵素の働きが抑制されます。それらを考慮して、痛み止めなど病院の処方薬も一切服用しないことにしました。

そういった行動の効果か、午後8時以降になりますと代謝酵素を活発に働かせるために38・5℃前後の発熱があり、着替えが必要になるほどパジャマが汗でびしょびしょになってしまいました。そこでアイスノンを使用してみたところ発汗が抑えられ、着替える必要もなくなりました。

手術10日後には、炎症もほとんど鎮静化しました。しかし、皮膚細胞の寿命は約28日といわれますので、その間の飲酒は皮膚細胞再生を優先させる目的で中断しました。さて、傷ついた細胞を再生させる代謝酵素が働きますと、補因子のビタミン類やミネラル類が大量に消費されます。また、炎症の鎮静化には必須脂肪酸のオメガ３（αリノレン酸）が必要です。

しかし、病院食はそれらの考慮がなされていませんので、家族に生野菜サラダ、梅干し、ぬか漬けを運んでもらいました。また、毎食時プロテアーゼ（たんぱく質分解酵素）、ビタミンC、マルチビタミンミネラル、ＤＨＡのサプリメントを服用していました。

例えば、骨折の痛みと手術の痛みがストレスとなり、ストレスホルモンのアドレナリンがアミノ酸のチロシンを原料にして産生されるとき、化学反応の触媒としていろいろな酵素が働きます。その補因子として、銅、葉酸、ビタミンB6、ビタミンC、ビタミンB12などが必要になります。病院食では、それらを補給することはほとんど不可能ですので、必要な栄養素をサプリで補うことを考慮しなければならないと思いました。

手術・入院を通してわかったこと

写真の表は手術・入院期間の血液検査データです。検査名の8段目あたり、γGTPの下に「TP」という項目があります。これは、総たんぱくのことで、肝臓で産生されるアルブミンとグロブミンなどでこの二つが血中たんぱく質のほとんどを占めています。

アルブミンは浸透圧により血管内水分を保持して血液の循環を確保し食物から得たアミノ酸等を必要とする細胞に送り届ける役目のたんぱく質で、グロブリンは免疫に関与するたんぱく質です。

手術直後に値が減少しているのは、患部で大量の代謝酵素を必要としているためであると思われます。炎症の減少に従い、値が上昇に転じています。

上から6行目のコリンエステラーゼ値が術後5日目に最低となっていますが、この頃は左足を持ち上げようとしても思うように力が入りませんでした。神経伝達物質のアセチルコリン製造が、補因子の不足で間に合わなかった結果ではないかと考えられ

患者名:矢澤　淳良　様　(ID = 00855600)　発行者：佐藤　偉行

男　78歳

検査名	基準値	単位	H30/ 7/31	H30/ 8/ 1	H30/ 8/ 4	H30/ 8/ 7	H30/ 8/14
	LABNO		000009	000009	000001	000004	000014
	備考		術後				
	尿量						
	透析						
AST(GOT)	13～ 33	U/l			44 H	34 H	21
ALT(GPT)	8～ 42	U/l			16	25	15
ALP	115～ 359	U/l			140	147	189
LDH	119～ 229	U/l			216	304 H	321 H
総ﾋﾞﾘﾙﾋﾞﾝ	0.20～ 1.30	mg/dl			1.26	1.41 H	0.74
ｺﾘﾝｴｽﾃﾗｰｾﾞ	185～ 431	IU/l			171 L	197	219
γ-GTP	10～ 47	U/l				21	
TP	6.7～ 8.3	g/dl		6.2 L	6.0 L	6.4 L	6.3 L
ALB	4.0～ 5.0	g/dl			2.8 L	3.0 L	3.3 L
計算A/G	～				0.88	0.88	1.10
BUN	8.0～ 22	mg/dl		24.9 H	18.5	22.1 H	21.9
ｸﾚｱﾁﾆﾝ	0.61～ 1.04	mg/dl		0.86	0.67	0.71	0.75
eGFR	～			65.5	86.1	80.8	76.1
UA	3.4～ 7.8	mg/dl		.		5.0	
Na	138～ 146	mmol/l	140.3	140.0	137.4 L	137.2 L	139.1
K	3.6～ 4.9	mmol/l	4.8	4.3	4.3	4.8	4.7
Cl	99～ 109	mmol/l	106.4	104.8	103.5	101.9	104.8
CRP(定性)	～			(3+)	(5+)	(4+)	(+)
CRP(定量)	～ 0.3	mg/dl		5.38 H	12.56 H	6.93 H	0.91 H
血算	～						
WBC	3.42～ 8.41	x10^3/ul	10.28 H	16.51 H	11.48 H	12.05 H	10.51 H
RBC	4.14～ 5.48	x10^6/ul	4.45	4.09 L	3.01 L	2.95 L	3.08 L
HGB	13.4～ 16.9	g/dl	14.2	13.0 L	9.6 L	9.4 L	9.8 L
HCT	40.8～ 51.2	%	42.4	38.0 L	28.6 L	28.3 L	29.7 L
MCV	87.6～ 103	fl	95.3	92.9	95.0	95.9	96.4
MCH	28.6～ 34.0	pg	31.9	31.8	31.9	31.9	31.8
MCHC	31.7～ 34.2	g/dl	33.5	34.2	33.6	33.2	33.0
RDW	～	fl	12.1	12.2	12.0	12.0	13.1
PLT	134～ 304	x10^3/ul	163	185	224	364 H	513 H
MPV	～	fl	9.9	10.1	10.2	9.0	8.8
PCT	～	%	0.16	0.19	0.23	0.33	0.45
PDW	～	fl	11.1	10.9	11.1	8.6	8.8
Mblast	～			0.0			
Promyelo	～			0.0			
Myelo	～			0.0			
Metamyel	～			0.0			
Stab	0～ 7			1.0			
NEUSeg	33～ 70		71.4 H	90.0 H	77.6 H	77.7 H	79.1 H
Eos	0～ 10		1.9	0.0	1.5	0.8	1.3
Baso	0～ 3		0.6	0.0	0.3	0.7	0.7
Mono	1～ 12		5.9	4.0	7.1	7.3	4.4
Lymph	22～ 55		20.2 L	4.0 L	13.5 L	13.5 L	14.5 L
Aty-Ly	～			1.0			
Other	～			0.0			
コメント1	～			PLT.大小	.	.	.
コメント2	～			..			
目視フラグ	～		照会不可	鏡検済	照会不可	照会不可	照会不可

写真16　血液検査データ

ます。

ちょうど中ほどにＣＲＰ（定量）（Ｃリアクティブ　プロテイン）の値がありますが、術後５日目に基準値をはるかに超えた最高値を示しています。これは、炎症の度合いを調べるのに利用されるようです。治癒に伴い、減少しています。

こういったデータからもわかるように、代謝酵素は必要な補因子が不足すると機能しません。特に水溶性のビタミンＢ群やビタミンＣ、ミネラル類が必須です。

例えば、精製された糖類（白砂糖、精白米、白パン）を多食しますと、消化や吸収するときに代謝酵素活性に不可欠な水溶性ビタミンやミネラルが浪費されます。また、インスリンが分泌されますので、基底レベルのオートファジーが抑制され治癒に必要な代謝酵素の製造が制限される可能性があります。

従って、私は入院中の食事ではご飯やパンは残し、補酵素、補因子の消費を少なくするように心掛けました。エネルギー源として少量の無添加チーズを代用にしていました。

また、必須アミノ酸の確保を十全にする目的で魚類は食べましたが、養殖魚の場合は人工飼料によりリノール酸過多に傾いている可能性を考慮してαリノレン酸のＤＨＡサプリメントを摂るようにしていました。

こうした対応のおかげで、傷の回復も順調にいきました。退院後半年間は毎朝約１時間半リハビリを兼ねて１万歩以上歩いていましたが、半年後からは以前の駆け足に戻しました。

そして１年後のレントゲン検査結果で手術直後とほとんど変化がなく、股関節機能も問題ありませんでしたので、無事病院から放免となったわけです。

およそ11年間酵素食（プラントベース・ホールフード・ローフード）を続けていましたために骨密度も十分で大腿四頭筋の発達も申し分なかったそうです。

余談ですが、切開手術時、神経の損傷を防ぐために皮膚を切り開いたあとで骨に到達するまで素手で筋肉をかき分けたそうですが、筋量が多いためにかなりな労力が必要だったと執刀医が仰っていました。

骨折・入院を経験し、代謝酵素の重要性を改めて思い知りました。人体は細胞で構成されていますので、怪我に限らずほとんどの生活習慣病は、生活習慣、食習慣を見直し、酵素食によって自然治癒力を引き出させ早期に治癒に至らしめることが可能であると考えています。

また、今回の体験により、代謝酵素の働きを最大限に活性化するためには、補因子、補酵素の補給も考慮して場合によってはサプリメントの活用も考える必要性があることを確認することができたと思っています。

ハウエル博士は酵素を銀行預金に例えて、親から譲り受けたときの量を無闇に浪費すれば減る一方ですが、食物酵素の摂取によって消化酵素の消費を抑えることが可能であり、酵素温存量を増大させることができると述べておられます。

そして個人差はあるものの、酵素の生産能力が生命維持に必要な量以下になったときに、生命活動は停止すると言うのです。

加熱食品、加工食品の多食を避けることが病気治しや健康維持に欠かせないことを理解し、実践することが必要です。

約2400年前、ギリシャの医聖ヒポクラテスは、「To know is science. To believe one knows is ignorance.（知ることは科学です。知っていると信じるのは無知です）」の言葉を残しています。私は、「知ることは自分で試して確認することであり、世間で名医といわれるお医者様を信じても解決には結びつかない」と解釈しています。

コラーゲンはたんぱく質

私は先の大腿骨骨折とその後の入院に際し、消毒に対する考え方が変化しました。

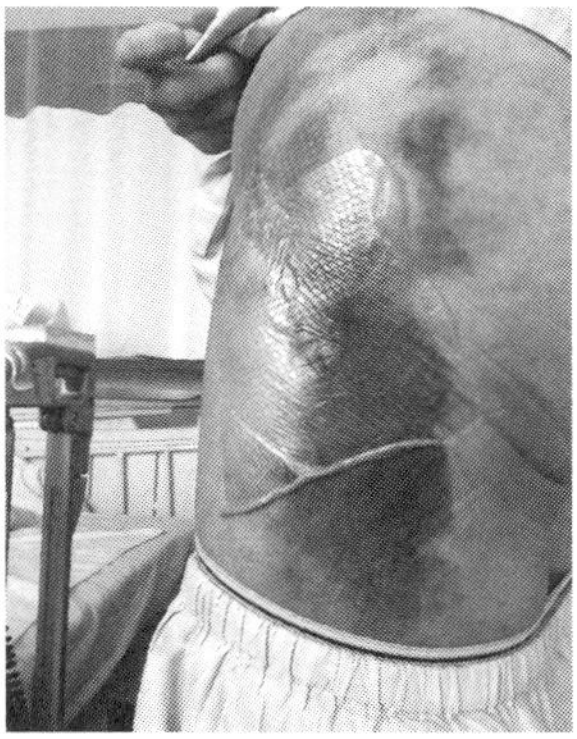

写真 17　手術部位 4 日目

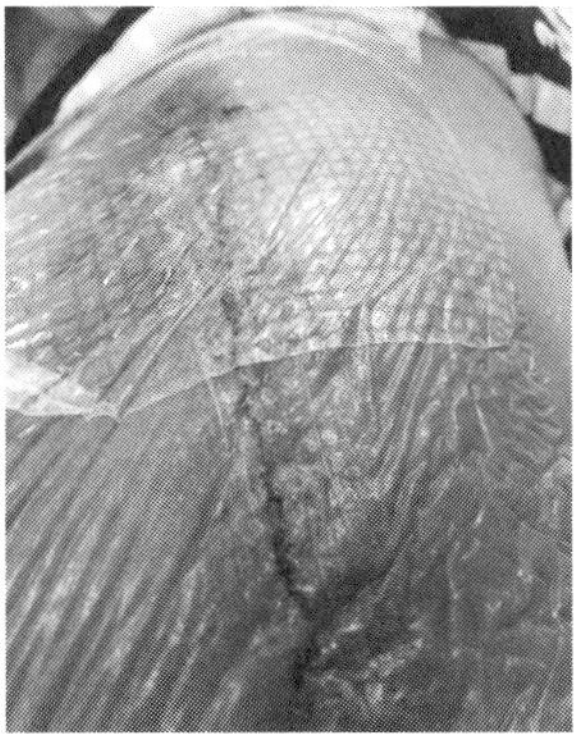

写真 18　手術部位 10 日目

最近の外科手術では切開後縫い合わせず、生体成分のコラーゲンを原料にしたボンドで留める方法が採用されるそうです。すなわち、術後の抜糸は必要ありません。患部の消毒は1度もありませんでしたし抜糸の必要もないので空気に触れる機会がなく、常在細菌の免疫力で十分対応できたようです。

掲載写真は右が術後4日目の傷口で、手術部位の炎症状況が良くわかります。左は10日目で、炎症がかなり治まっています。

この経験からコラーゲンに興味を持ち、注目しました。

テレビのコマーシャルなどにたびたび登場しますコラーゲンは、たんぱく質の一種です。主に脊椎動物の真皮、靱帯、腱、骨、軟骨、血管壁などの構成要素で、多細胞動物の細胞、組織、器官などを形成する結合組織（細胞外マトリクス）の主成分です。

コラーゲンは種類が多く、例えば皮膚の真皮を構成するコラーゲンと軟骨のコラーゲンでは、アミノ酸の配列が異なります。

従って、動物や魚のコラーゲンを食しても、個々のアミノ酸に消化されなければ吸収されませんので、人体組織が必要とするコラーゲンになるとは限りません。飲むコラーゲンや、コラーゲンサプリメントも同じように、消化管でアミノ酸に分解されなければ吸収されません。

ここでコラーゲンについて、その詳細を掘り下げていきたいと思います。

人体には60～70％の水が存在し、水以外の約半分はたんぱく質ですが、そのたんぱく質の約3分の1はコラーゲンです。肺胞と肺胞間の間質組織を始め、筋肉を包む筋膜や骨、膝関節を支える筋肉などもコラーゲンで、ほぼ身体全体に分布しています。

そのコラーゲンは、3本のポリペプチド鎖を三つ編み状態にした構造です。コラーゲンたんぱく質の基本要素であるペプチド鎖を構成するアミノ酸残基は、「―（グリシン）―（アミノ酸X）―（アミノ酸Y）―」と、グリシン残基が3残基ごとに配列されています。疎水性（脂溶性）のプロリンが次に多く存在し、普通のたんぱく質にはないヒドロキシプロリンも約10％含まれており、両方で約25％になります。

疎水性アミノ酸のグリシンを主にしたこの配列はコラーゲンたんぱく質の特徴で、コラーゲンのうち3分の1がグリシン残基です。

こうした構造から、活性酸素などにより破壊されて三つ編みの構造が解け内部の脂溶性部分が露出しますと、その部分が疎水結合で凝集して繊維状に固まるため、肺で生じた場合（間質性肺炎）肺胞の収縮が困難になりガス交換ができなくなると思われます。

また、ビタミンCが不足しますと、コラーゲンの生産が滞る結果になると思われます。3次元の立体構造（コンフォメーション）構築には水素結合が必要であり、プロリンの一部に水酸基（水素：Hと酸素：Oが結合している分子）を付加してヒドロキシプロリンにしなければなりません。その反応を主導する酵素がプロリルヒドロキシラーゼで、補酵素としてビタミンCを必要とするからです。

たんぱく質であるコラーゲンは、細胞核内に収納されているDNAの設計図に従い、必要とする細胞内で合成されます。

例えば、皮膚を構成するコラーゲンは、真皮内に点在する線維芽細胞内で合成され、細胞外に出て真皮を満たしています。そして、線維芽細胞は真皮を満たしているコラーゲンを足場にして存在しています。

このように細胞とコラーゲンは、持ちつ持たれつの関係でお互いに強く影響し合っているようです。

また、コラーゲンも新陳代謝するのですが細胞外に存在するため、細胞内のたんぱく質に比べると代謝回転が非常に遅いといわれます。

すなわち長時間同じ場所に存在し続けますので、さまざまな化学反応を受ける機会が増してしまいます。

そこで問題となるのは、ＡＧＥｓ（最終糖化生成物）と活性酸素による影響です。


例えば、甘いお菓子を多食して高血糖が続きますと、還元糖が酵素の助けを借りることなくたんぱく質と結合する機会が増えます。これはメイラード反応（糖化反応）といわれ、この反応が進みますとＡＧＥｓが生成されます。

このＡＧＥｓがたんぱく質のコラーゲンに結合しますと、コラーゲンが機能不全になりシワやシミの原因になるのではないかと思います。また前に書きましたように、細胞とコラーゲンは依存し合っていますから細胞の劣化にもなりさまざまな病気発症の原因にもなると考えられます。

一方、活性酸素もコラーゲンを劣化させることが実験で示されていますが、そのメカニズムはまだ解明されていないそうです。

活性酸素に攻撃されてコラーゲンの螺旋構造が破壊された場合、疎水性アミノ酸が極めて多いために凝集して変性し、機能が失われるのではないかと私は考えています。

いずれにしましてもＡＧＥｓと活性酸素はともにコラーゲンを劣化させ、シワの発生、老化、さまざまな病気発症の原因になることは間違いないと思います。

特に女性が気にされる顔のシミやシワとの因果関係は、一目瞭然です。私の妻や娘たち、酵素食を取り入れた知人のご婦人方の肌は艶とハリがありとても綺麗です。

さて、肝心のコラーゲンの劣化防止法ですが、前述の通り、コラーゲンを含む動物性食品の摂取、ドリンクやサプリメントの利用は、必ずしも人体のコラーゲン生成に寄与するとは限りません。

従って、繊維芽細胞やコラーゲン生成細胞を活性化することが若さと老化防止、病気予防の秘訣であると考えます。

そのためには、プラントベース・ホールフード・ローフードの酵素食摂取が重要になります。血液の循環をスムースにし、繊維芽細胞などが必要とする栄養素と酸素を十分に供給することが求められます。また、コラーゲンの活性に必要な代謝酵素には、鉄、銅、亜鉛などのミネラルも補助因子として必要です。

コラーゲンの劣化防止は老化防止、病気予防に直結しますので、生活習慣、食習慣を改める必要があります。

ＡＧＥｓの発生を防ぐために砂糖を使用した甘いお菓子類や甘く味付けした食品の摂取を控え、間食を止め、高温調理でＡＧＥｓを発生させるてんぷらや焼き肉、ステーキなどは頻繁に食さないように注意しましょう。北京ダックが最も多くＡＧＥｓを発生させる可能性が高いのですが、1年に1回ぐらい皆で楽しくいただくような場合であれば特に問題にする必要はないと思っています。

第5章　ファスティング

お釈迦様も知っていた断食効果

2600年ほど前お釈迦様は編纂された経本の一つ「医法経」の中で、「病気になったら断食をしなさい」と諭されているそうです。

千島学説の第2原理、赤血球と組織との逆分化説も、同じような効果を示しています。飢餓や断食で栄養素の補給が途絶えて造血の材料がなくなりますと、1日当たりの必要量である40～50mlの血液をカバーするために組織から逆分化すると解説されています。

赤血球の主成分であるヘモグロビンは、鉄を含んだグロビンと呼ばれるたんぱく質

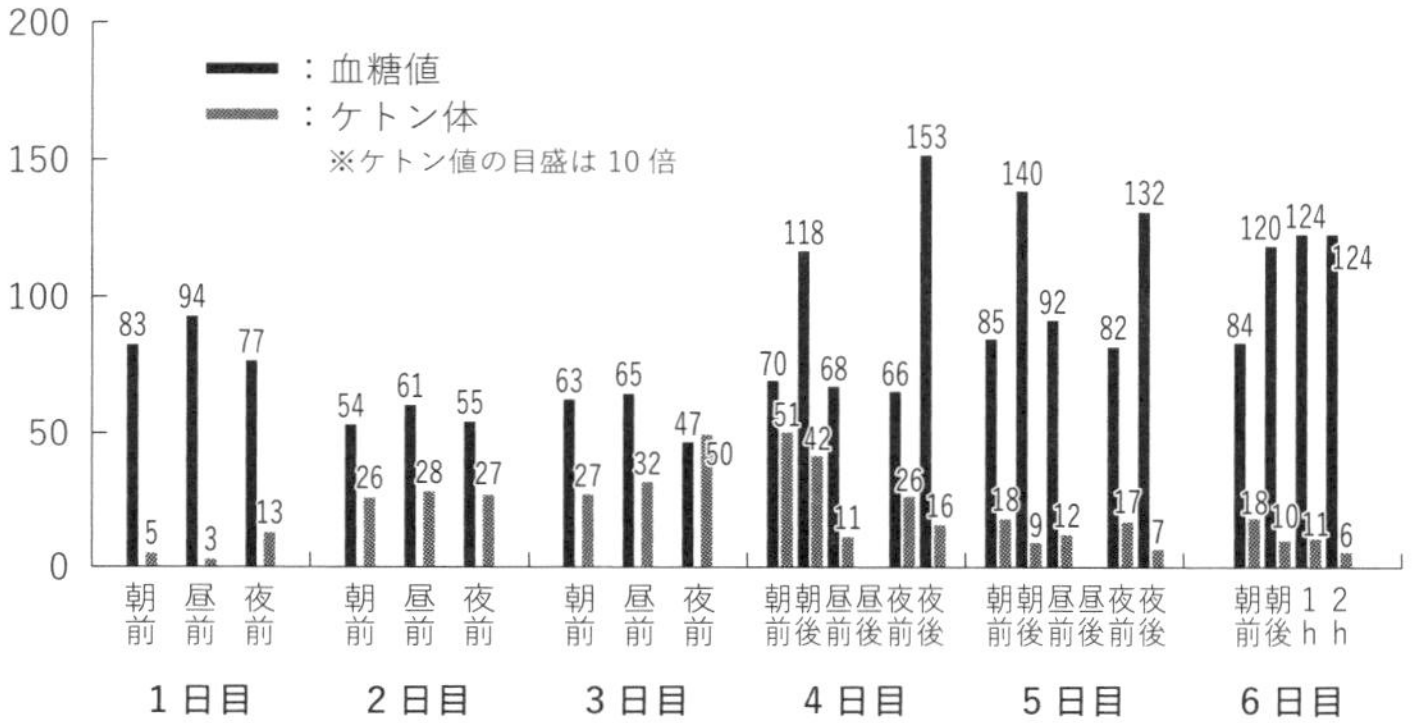

図１　ファスティングデータ

です。ファスティングはオートファジー機能を活性化してアミノ酸確保ができますので、酸素の運搬に関わっていますヘモグロビンも必要量の合成が可能になります。

また、細胞中の不要になったたんぱく質や細菌なども分解しますので、細胞が蘇生すると同時に消化酵素の消費が抑制されて代謝酵素の活性が期待できるため、病気治癒にも有効であると考えます。

ＣＯＶＩＤ-19の蔓延による緊急事態宣言期間中を利用して、過去のファスティングで宿題として残っていました項目を確認したいと思い、測定器と体重計を用いてデータ収集を行いました。調べたい項目は次の三つです。

①脂肪酸を燃やすためにはグルコースが必要といわれるが、それはどこから得るのか？
②美容と健康の増進に期待できると思われる、オートファジーの始まるタイミング、終わるタイミング。
③低血糖による生命リスク。

図１は、２０２０年5月19日夕食時から5月25日朝食時までの１３３時間私が自宅で行いましたファスティングのデータです。

最初の３日間は梅干しと白湯のみの本断食、残り2日間の朝は野菜と果物のスムージーを大き目のコップ2杯、夜すりおろし大根・すりおろしキュウリ・すりおろし人参、最後の日は人参の代わりにアボカド１個の半断食にしました。

データにある血糖とは、血中に存在するグルコース（ブドウ糖）のことです。フルクトース（果糖）の場合は、いったん肝臓内に取り込まれグルコースに変換された後に血液中に放出されて血糖になります。エネルギーの原料であるブドウ糖は、多少の差はありますが人間が生きている限り血糖として存在します。

また、ケトン体とは脂肪酸をエネルギーに変換する過程で生じる化学物質で、血液脳関門を通過することができるためブドウ糖が枯渇したときに脳のエネルギー源となります。

生命維持にはＡＴＰ（アデノシン三リン酸）と呼ばれ、エネルギーを蓄えている化学物質が必要でその原料は、三大栄養素（糖質、脂質、たんぱく質）やケトン体です。

ＡＴＰは、細胞のエネルギー生産工場であるミトコンドリアの中にある「クエン酸回路」と「電子伝達系」という仕組みで生産されるのですが、その材料となる三大栄養素やケトン体は、クエン酸回路に入る前に必ずアセチルＣｏＡという化学物質に変換されています。これがクエン酸回路の最終産物でもあるオキサロ酢酸と酵素の働きにより結合してクエン酸となり、回路を動かします。

このＡＴＰが非常に重要になるのです。それはなぜか。

真核細胞（ＤＮＡを格納している核を持った細胞）が結合して多細胞生物になっていますヒトを始めとする動物は、脂肪を燃焼させるために酸素を必要としますが、その酸素を細胞に届けるのは赤血球です。

赤血球はミトコンドリアを持っていませんので、産生できるエネルギーは、細胞質の解糖系で得られるＡＴＰのみです。解糖系とは生体内生化学反応経路の一つで、細胞内に取り込まれたグルコースをピルビン酸という物質に分解する過程で酸素を使わずATPを産生する働きのことになります。

こういった細胞中の働きや機能がファスティングによって活性化されると考えていますが、ここで確認事項の①「脂肪酸を燃やすためにはグルコースが必要といわれるが、それはどこから得るのか？」について考えていきます。

脂肪細胞に蓄えられている脂肪はグリセリン（＝グリセロール）に3本の脂肪酸が結合した中性脂肪と呼ばれる分子で、脂肪酸に分解されて血液により肝臓に送られます。肝臓細胞のミトコンドリアで、酵素の働きによりアセチルCoAになります。この分子と、解糖系で得られたピルビン酸が変換されてできるオキサロ酢酸とが化学反応しクエン酸となりクエン酸回路で燃焼されます。

この一連の流れが脂肪酸を燃やすためには、グルコースが必要といわれる理由です。①の答えは、常時血中に存在するブドウ糖でした。

断食中の細胞の動き

グラフの1日目における朝食前のデータは、前日の夕食後13時間が経過した後の血糖値とケトン値です。食後3時間前後で血糖値は食前の値に戻るといわれますが、次の食事まで血糖を維持するのは肝臓に蓄えられているグリコーゲン（エネルギー源であるブドウ糖を貯蔵する物質で、肝臓と筋肉にある）を分解して産生されるグルコースです。

ただ、グリコーゲンの肝臓における貯蔵量は120g前後ですので、10時間程度で消費されてしまいます。その後は、肝臓内の脂肪酸をエネルギー源にするようですが、初期段階の血糖値維持にはオートファジーで得たアミノ酸が糖新生（必要に応じて糖質以外の物質からブドウ糖を生産する経路）に利用されるのではないかと思われます。

1日目昼前のデータでは、血糖値が朝前より上昇（83→94）し、逆にケトン値は減少（0・5→0・3）しています。朝7時に梅干し1個と白湯を摂っただけですので、オートファジーで得たアミノ酸が糖新生の原料になったと考えられます。

また、前日の夕食から約18時間経過していますので、好転反応の強く出る人は、細胞内の劣化あるいは変性したたんぱく質・病原性を含む不要物や細菌類の分解によって排出された毒素が血中を巡回し、好転反応と呼ばれる頭痛や吐き気・倦怠感など不快症状が出始める頃だと思います。

前回の食事後24時間を経過した1日目夜前は、血糖値77、ケトン値1・3です。

血糖値が80以下になりますと、急激にインスリン分泌が減少するといわれています。

中性脂肪の分解が亢進し脂肪酸がATPの主な原料になりますと、ケトン体産生が次第に増えます。

ケトン体は脳の満腹中枢を刺激するといわれますので、ケトン値が上昇する頃、空腹感が薄れていきました。

以上のようなことから、確認事項②「オートファジーの始まるタイミング、終わるタイミング」は、肝臓グリコーゲンが減少しインスリン分泌が急激に低下した頃から始まり、好転反応が解消する時点で完全に終わるのではないかと思われます。

2日間断食を行えば、細胞内の不要になったたんぱく質や細菌類はほとんどが分解され、アミノ酸になると考えて良いのではないでしょうか。

続く2日目、3日目は血糖値が50～70、ケトン値3・0前後で推移しています。70～65になりますと血糖値を増加させるホルモンのグルカゴン（アミノ酸が連なったホルモンの一つ）とアドレナリンが分泌されます。さらにそれ以下になると、65～60あたりで成長ホルモンが、60以下ではコルチゾールが、それぞれ分泌される契機となり、糖新生により血糖値低下を抑制するといわれます。

そして3日目の夜前、血糖値47に低下した時点で急激なβ酸化が行われ、アセチルCoAの産生がクエン酸回路の最終生成物オキサロ酢酸量をはるかに超えてケトン体

表１　項目別数値

ファスティングデータ　19日夜　体重57.0kg

１日目　本断食　　2020 年５月 20 日

	朝前	昼前	夜前
血糖値　mg /dl	83	94	77
ケトン値　mmol/ℓ	0.5	0.3	1.3
体重　kg	56.3	55.94	54.7
体脂肪率	17.8	16.3	16.1
水分	52.84	53.6	53.7
筋肉量	22.9	23.5	22.9
骨量	2.4	2.4	2.3
基礎代謝	1249	1266	1223
内臓脂肪	14	13.5	13.5

２日目　本断食　　５月 21 日

	朝前	昼前	夜前
血糖値　mg /dl	54	61	55
ケトン値　mmol/ℓ	2.6	2.8	2.7
体重　kg	53.95	54.65	54.6
体脂肪率	17.4	17.9	15
水分	52.9	52.5	54.4
筋肉量	22	22.2	23.4
骨量	2.3	2.3	2.4
基礎代謝	1164	1181	1242
内臓脂肪	13.5	14	13

３日目　本断食　　５月 22 日

	朝前	昼前	夜前
血糖値　mg /dl	63	65	47
ケトン値　mmol/ℓ	2.7	3.2	5.0
体重　kg	54.4	53.8	53.8
体脂肪率	16	15.4	14
水分	53.8	54.1	55
筋肉量	22.8	22.8	23.5
骨量	2.3	2.3	2.4
基礎代謝	1213	1203	1234
内臓脂肪	13.5	13.5	13

4日目　半断食　　5月23日

	朝前	朝後	昼前	夜前	夜後
血糖値　mg/dl	70	118	68	66	153
ケトン値　mmol/ℓ	5.1	4.2	1.1	2.6	1.6
体重　kg	53.4	54.1	53.55	53.5	53.95
体脂肪率	16.1	15.6	15.4	15.2	15.1
水分	53.7	54	54.1	54.3	54.3
筋肉量	22.3	22.9	22.7	22.8	23
骨量	2.3	2.3	2.3	2.3	2.3
基礎代謝	1174	1212	1196	1198	1215
内臓脂肪	13.5	13.5	13	13	13

5日目　半断食　　5月24日

	朝前	朝後	昼前	夜前	夜後
血糖値　mg/dl	85	140	92	82	132
ケトン値　mmol/ℓ	1.8	0.9	1.2	1.7	0.7
体重　kg	53.2	53.4	53.25	53.15	53.55
体脂肪率	16.6	15.3	15.4	14.1	14.2
水分	53.4	54.2	54.1	55	54.9
筋肉量	22	22.7	22.6	23.1	23.2
骨量	2.3	2.3	2.3	2.3	2.3
基礎代謝	1156	1193	1182	1212	1219
内臓脂肪	13.5	13	13	13	13

6日目　　5月25日

	朝前	朝後	1h	2h
血糖値　mg/dl	84	120	124	124
ケトン値　mmol/ℓ	1.8	1.0	1.1	0.6
体重　kg	52.85	54		
体脂肪率	16	17		
水分	53.8	53		
筋肉量	22.1	22		
骨量	2.3	2.3		
基礎代謝	1154			
内臓脂肪	13.5			

産生が急増し5・0となりました。全身の細胞で中性脂肪の分解が順調に進み、肝臓に送られる脂肪酸が急増したためと考えられます。

脂肪をエネルギーに変換する化学反応のβ酸化で得たアセチルCoAをケトン体に変換する酵素は肝臓にありますので、全身で中性脂肪の分解が亢進しますと肝臓に送られる脂肪酸の量も増加します。

ちなみに、肝臓にはケトン体を利用する酵素がありませんので、他の組織細胞のエネルギー源にするために、生成しましたケトン体の全量を血液中に放出して分配します。

4日目朝前の血糖値が70となりケトン体値も5・1のピークとなりました。健常者の場合、このように数日の断食では低血糖リスクは生じません。体格による差はありますが、飢餓が長引き、たんぱく質の分解が進みますと、酵素の産生能力が低下して生命リスクが生じると考えられます。確認事項の③「低血糖による生命リスク」ですが、水分補給を続けている限りこの程度の断食で生命の危険にさらされることはほとんどないと考えられます。

4日目昼前、血糖値が68、ケトン値1・1とケトン値が急減しました。これは中性脂肪を分解したときに生じるグリセロールが糖新生の主な材料に使われた結果と考えられ、ブドウ糖を細胞に取り込むために必要なインスリンが産生されてオートファジーはほぼ完全に機能を止めたと考えて良いのではないかと思います。

グリセロールによる糖新生経路はオキサロ酢酸を経由しないため、オキサロ酢酸がアセチルCoAと結合しクエン酸となり回転に参加しますのでケトン体産生に使用される量が減少すると考えられます。グリセロールはオキサロ酢酸を経由せず、グリセロール3リン酸・ジヒドロキシアセトンリン酸を経由して糖新生経路に入ります。

4日目夜後の血糖値が153と高くなりました原因は、大根おろし・キュウリおろし・人参おろしを別々に食したため、高GI（参考）である人参の影響が強く出たためではないかと思います。5日目夜は人参の代わりにアボカド1個にしたところ、血糖値が132となりました。

実験的に行ったファスティングですが、興味深いデータを得ることができました。ファスティング中に計測した数値を項目別にまとめたのが表1です。体重は減少していますが、体脂肪率と内臓脂肪率はほとんど変化していません。これは脂肪がエネルギー産生に使用されていることを示しています。また、筋肉量と基礎代謝の変化もあまりないようです。

即ち、飢餓や断食時にグルコースの供給が途絶えますと、最初に脂肪酸をエネルギー源とし、人体にとって最も必要なたんぱく質を最後まで温存するようにプログラミングされていることがわかります。

こうした自分のデータ以外にも、ファスティング合宿を主宰されています知人が、参加者のデータを多数収集し素晴らしい分析をされています。

教えていただいたデータの一部によりますと、約6割の人が体重の減少に伴い体脂肪率が増加し、筋肉量・基礎代謝ともに減少傾向にあり、1割は体重不変かわずかに増・体脂肪率水分量増で筋肉量が減少していたことを示していました。

これは、合宿に参加するような健康と食べ物の関係を理解し日頃から気をつけている人たちであっても、約7割の人の血中ビタミンCレベルがオプティマルヘルス（体調不良をまったく感じることがなく、年齢に相応した最高・最善の健康状態）維持に必要な量以下であることを物語っていると思うのです。一般的には、さらに低いと考えられます。

脂肪酸を燃焼してエネルギー源であるATPを産生するためには、細胞内のエネルギー生産工場であるミトコンドリア内に脂肪酸を運び入れなければなりません。この運搬役はアミノ酸のリシンとメチオニンから生合成される「カルニチン」ですが、生合成は数段階の酵素反応を経て行われますので補酵素としてビタミンCが必要なのです。

また、皮膚や骨・関節などの健康に直結するたんぱく質のコラーゲンは、構成成分の一つヒドロキシプロリンを生成する酵素プロリルヒドロキシラーゼの補酵素としてビタミンCを必要とします。

ビタミンCは、ATPの生合成、脂肪酸をミトコンドリアに誘導するカルニチンやアドレナリンの産生に欠かせません。ノーベル賞を2度授与されたアメリカの化学者ライナス・ポーリング博士や臨床医師のジョナサン・ライト博士を始めとする多くの科学者や医師が、1日5～10gのビタミンC摂取を勧めています。

必要な栄養素は食べ物からすべて摂取できる状況を取り戻さなければなりません。ヒトは食べ物でできていますので、自分の食べたものが血となり肉となることを再認識する必要があります。

日々の食事は、酵素食を中心に組み立てビタミンやミネラル、抗酸化物質を摂り入れますと、健康維持・病気予防に有効であると同時に美容・アンチエイジングにも効果が期待できます。

しかし残念なことに最近の農産物は消費者のニーズに合わせ、形を良くし大きさを揃えて購買意欲を掻き立てることに重点が置かれ栄養素の含有量は二の次になっているようです。

そのような傾向を考慮して、例えばビタミンCのように特に不足が懸念される栄養素は、サプリメントで補う必要があると考えています。ヒトの個体差はかなり大きいと思われますので私のデータを参考にしていただき、各自に適した方法を見出していただければ幸いです。

ファスティングは体調改善の特効薬

今回のファスティングで得たデータを解析しました結果、月に1回程度、丸1日から丸2日の本断食を実施してオートファジー機能を活用すれば、健康維持と病気予防にかなりの効果があると感じました。

免疫を担当する白血球は、赤血球や血小板などの血液細胞と同じように血液を作る細胞である造血幹細胞により産生されます。従って源であるこの細胞の良否が免疫力を左右すると考えて良いのではないかと思っています。ファスティングにより細胞は蘇生されますので、免疫力アップは十分に期待できると考えています。

ただし、糖尿病や持病で薬を処方されている方は本断食を避け、GI値の低い野菜や果物を少量摂取する半断食にして糖新生を抑える工夫が必要であると思います。グルコース取り込みにインスリンを必要とする心筋や骨格筋では、糖尿病の場合それらの筋にグルコースを供給できないため、すでに脂肪酸によるエネルギー産生がメインになっているはずです。

中性脂肪を分解して脂肪酸にするとき同時に生産されたグリセロールは、糖新生の材料になりますので血糖値を上昇させる結果につながります。また、赤血球、脳などはインスリンを必要とせずにグルコースを取り込みエネルギー産生しますので、ケトン体が血中に溢れケトアシドーシスとなり血液を酸性に傾かせるなどリスクがあると考えます。

投薬をされている方が本断食しますと肝臓は解毒のために代謝酵素や補酵素をフル稼働させて過負荷になっていますため、糖新生が不十分となり低血糖になるリスクが増加すると考えられます。

病気の方は注意が必要ですが、一方で妻にとってはファスティングが難病治療に効果的でした。それを証明するかのように、２０１６年の5月、南カリフォルニア大学のヴォルター・ロンゴ教授が「断食風食事で多発性硬化症を改善することが可能である」という論文を発表しました。

ロンゴ教授は研究の結果、断食風食事で免疫細胞である白血球の好中球が著しく減少すると述べています。

好中球の寿命は4~8時間といわれていますので、断食により口からの異物侵入がなくなるため腸のパイエル板に局在する好中球が不要になり、必然的にその数が減少するのではないかと考えますと納得できます。

2016年ノーベル賞に輝いた大隅良典教授のオートファジーも、断食時栄養補給のために細胞を分解して栄養やエネルギーを補給するシステムを解明する研究成果でした。そして約70年前、千島博士は学説の第2原理で断食や飢餓のとき、組織が逆分化して赤血球になるとの研究結果を発表されています。

またハウエル博士は、酵素の製造能力には個人差はあるものの限界があり、生命活動に必要な量を製造できなくなったとき、生命の終焉を迎えることを発見しました。そして唯一酵素の無駄な消費を防ぐ方法として、ファスティングや食物酵素を利用して消化酵素の浪費を避ける必要性を訴えています。

このように、断食という極めてシンプルな方法で細胞内や細胞そのものを新陳代謝させることで健康を維持し、すべての生活習慣病を回避あるいは治癒に導く可能性が生ずると考えられるのです。

西洋医学の先生方が、原因不明で一生完治することはないと宣告された妻の難病が改善したのは、千島学説、酵素栄養学の理論に基づくファスティングと食事療法に挑戦したおかげではないかと思われます。

私は、この真実を病気で苦しんでいる人々、健康に不安を感じている人々にお伝えし悩み解消の一助にしていただければありがたいと思っています。

ファスティングはメスのいらない手術

フランスではファスティング（断食）を「メスのいらない手術」というそうですが、ファスティングは消化器の休息のみならずオートファジーを活性化し、身体に蓄積されている余剰脂肪の除去、体内毒素の排除に効果を発揮します。

デビット・シンクレア博士は研究の結果、長寿関連遺伝子（サーチュイン類、ＡＭＰＫ、ｍＴＯＲなどの酵素を発現させる遺伝子）を適切に調整することが健康長寿達成に寄与していることを明らかにされました。ファスティグを行えばオートファジーが機能するため、長寿関連遺伝子で生じた酵素たちが働き細胞が蘇生されます。従ってファスティングは、健康長寿の維持と病気治しの根幹であると考えられます。

ファスティング中も多くの代謝酵素が働いているのですが、代謝酵素が働くときには補酵素や補助因子として、水溶性ビタミン類・ミネラル類が必要です。

酵素を含む生野菜や果物は、摂取して人の体内に入りますと、それぞれが保持しています食物酵素で自己消化してくれますので、人体は消化酵素の分泌を低減することができると考えられます。従って、体内で生産する酵素はそのすべてを代謝酵素として使用することができるわけです。

また、多くの代謝酵素は働くときに補酵素として動物の肉類に多く含まれている水溶性のビタミンB類を必要としますが、実は腸内の常在細菌がそれらを産生してくれています。その餌になっているのが、野菜や果物に含まれている食物繊維なのです。

生野菜や果物も多細胞生物で、多くの細胞が集まって構成しています。ということは、植物にもたんぱく質は十分に含まれているはずです。ただしヒトのたんぱく質合成に必要な必須アミノ酸は少なく、アミノ酸スコアが低くなります。しかしこのおかげで野菜や果物を少量摂取する半断食でも、オートファジー機能を阻害することはないと考えられます。

独立栄養生物である植物は、光合成のために太陽のエネルギーを必要としますので紫外線を浴び、必然的に活性酸素が多く発生してしまいます。また、有害物質、害虫、外敵などの攻撃にさらされます。活性酸素の消去や有害物質、外敵の攻撃などを回避するために、植物特有の抗酸化物質であるファイトケミカルを必ず産生しています。これらが、従属栄養生物である動物が産生する動物性たんぱく質との大きな違いであると思います。また動物性たんぱく質には、血液を酸性に傾かせる性質があるのです。

以上のような理由で、食物酵素を多く含む野菜や果物を少量使用する酵素ファスティングは極めて合理的で安全な方法であると考えています。

ここでファスティングについて述べておきます。お腹が空いて、耐えられないのではないかと思っておられる方が多いようですが、意外とそれほどでもないのです。なぜならエネルギーの源になるブドウ糖が10時間ほどで枯渇しますと脂肪酸を原料にするようになり、ケトン体という物質を産生します。このケトン体は脳の中枢神経にある満腹中枢を刺激すると言われ、空腹感が薄れるのです。

ファスティングに定義のようなものはありません。ファスティングは日本語で断食のことです。イスラム教の国々では、宗教行事としておよそ1ヵ月間の断食「ラマダン」を行います。日の出から日没まで、水以外の食べ物を摂ることが禁止されます。でも日没後は、食事が許されるのです。インドのガンジーさんは、政府への抗議のため断食をしたとの記録があります。美容やダイエットのため行う人もいます。

断食には、二つの方法があります。水以外の食べ物を口にしない「本断食」とジュースやスムージー、野菜や果物を少量摂る「半断食」です。また、半日から1日間の短い断食と1週間から2週間の長い断食があります。短い場合はオートファジー機能を完全に働かせて細胞を蘇生させるために本断食が適切で、長い場合は脂肪をより多く燃焼させるために半断食が適しているのではないかと思っています。エドワード・ハウエル博士は、結婚式までにダイエットしたいと要望した花嫁に1ヵ月の酵素食断食で願いを叶えてやることができたと報告しています。ヴォルター・ロンゴ教授も乳がんのご婦人に2週間の断食風食事で、抗がん剤治療後の副作用軽減に効果があったと述べています。私の妻は、前述のように本断食2日と半断食3日、続く2週間の酵素食を繰り返し4ヵ月継続したことにより発病前の健康を取り戻しました。人によりまたケースにより結果はさまざまであると思われますので、場合に応じていろいろ試してみるのが良いのではないかと思っています。

第6章　望ましい食事法

世界3大長寿地域の一つ　フンザ人の食事法

赤道直下アンデス山中南エクアドルのビルカバンバ、西パキスタンヒマラヤ山中の渓谷に位置するフンザ、グルジア共和国が属する旧ソ連コーカサス地方の3地域は、90歳を過ぎても健康な人が多く１００歳を超える人が珍しくない、世界3大長寿地域といわれます。

１００年ほど前の20世紀初頭、イギリスの軍医としてインド軍に配属されたロバート・マッカリソン卿は、この中の一つで頑強な健康長寿者が多く暮らすフンザ王国を知ることになったとG・T・レンチ著『健康の輪――病気知らずのフンザの食と農』に記されています。

マッカリソン卿は、生来研究者気質を持っていたようで、「医者は病気やその治癒法には精通しているけれど健康が何によってもたらされるのかには興味がない」ということに気付き180度発想を転換してフンザ人の健康の秘訣を研究するようになったと述べられています。

フンザの人は男女ともよく働き、早朝から急斜面にへばり付く畑に行って農作業をするそうです。作業前には食事を摂らず、2～3時間働いた後、全粒粉のパン、豆、野菜を牛乳と一緒に摂り、昼は生の果物か乾燥したあんずを水で練ったもの、夕食はこれに肉がつくことがあるという食習慣が代々引き継がれているそうなのです。

この食習慣こそが理想的で、健康長寿の秘訣と考えて良いのではないかと思います。なぜ理想的と言えるのかと疑問を持たれる方がおられると思いますので、説明をさせていただきます。

一つ目は咀嚼です。自然に近い果物や天日で焼き上げた全粒粉のパンは、固いのではないかと想像されます。飲み込むためには、充分な咀嚼が必要になると考えられます。

二つ目は少食です。固い食べ物を長時間咀嚼しますと、満腹中枢が刺激されるそうです。また、労働後の朝食は前日夕食からの食事間隔が広がるため、オートファジー機能の活性が期待できます。そのため細胞内の浄化が進み、同時に必要な酵素を産生するアミノ酸確保ができるはずです。

三つ目は菜食です。特に生野菜は消化酵素の消費を抑制することができ、体内での生産可能酵素を代謝酵素として利用できる量が増し、疲労回復や健康維持が容易になると考えられます。

人類は有史以前から酵素反応を利用する発酵により酒造りなどを行っていたといわれますが、酵素の実態が発見されたのは１９２６年で、さらに先の時代となる20世紀後半にX線回折など生体分子の分析技術向上やコンピューターの進化が酵素たんぱく質の構造、機能や性質を明らかにしました。

マッカリソン卿の時代は人体内の代謝が酵素のおかげであるという認識が十分理解されていなかったと思われます。従って「長寿国は特別だ」という考え方が支配的で、生活習慣や食習慣を模倣するという発想が生まれがたかったのではないかと思います。

そこでマッカリソン卿は白ネズミを使った実験を行いました。

ネズミを三つのグループに分け、最初のグループにはフンザ食（ホールフード）の果物を除いた、新鮮なバターを薄く塗った全粒粉で作ったチャパティ（ナンのような食べ物）または平たいパン、発芽した豆類、新鮮な生の人参、新鮮な生のキャベツを適宜（プラントベース・ローフード）、沸かさない全乳と骨付き肉少々といったメニューを1週間に1回と、水は飲んだり身体を洗ったりするためにたっぷり与えました。こうして育てた1189匹を誕生から27ヵ月齢（人間の約55歳に相当）まで観察したところ、病気がまったくなかったと報告しています。

次の2243匹のグループには、南インドの貧しい人たちの一般的な食事、加熱調理した食べ物だと思われますが、米、豆類、野菜、香辛料、わずかな牛乳を与えたそうです。結果はすべての器官に病気が出たばかりか、全身衰弱、物憂さ、神経過敏、脱毛、潰瘍、いぼ、齲歯《うし》、背骨の湾曲、脊髄骨の歪みが見られたそうです。

最後のグループには、イギリスの貧しい階級の食事である、マーガリンを塗布した白パン、砂糖入りのティー、茹でた野菜、缶詰肉、安物のジャムを与えたそうです。観察すると成長が思わしくなく、神経衰弱のひどい状態になり、神経質で世話係に噛みつく傾向があり、仲間と喧嘩が絶えず実験開始から16日目には群の中の弱いものを殺して食べ始めるという獰猛性を示したそうです。

この実験を読んで、プラントベース（植物由来の原材料を使用した食品）・ホールフード（素材を捨てることなく丸ごと食べるという意味）・ローフード（加熱処理されていない食品）の食事は、健康な精神と肉体を生む事実が明らかにされたと感じました。日本でも近年特殊詐欺や凶悪な強盗殺人などの事件が多く報道され、防犯への取り組みを強化する必要性が叫ばれるようになってきました。原因は西欧化した食事特に加工肉食の多食ではないかと考えますと腑に落ちる気がします。

またマッカリソン卿は、妊娠に関しましても「慣れたことに疑いを持ち」「正しい食環境で受胎する」ことから始める必要があると述べています。

胎児の健康で何よりも大切な事始めは、母親の食べ物でできた血液によって栄養がもたらされるとも述べています。乳児は母乳で育ちますので、3年間はフンザの食習慣で生活する母親のお乳を与え、次の妊娠はその後にすると言い伝えられていたそうです。

マッカリソン卿の教えは「健康は医師任せにしない」ということだと思います。

がん、脳血管疾患、心臓病、自己免疫疾患などの生活習慣病、インフルエンザを始めとするウイルスによる疾患など、すべての病気は活性酸素の過剰発生が原因であることが解明されてきました。

人の恒常性は細胞で構成されている、神経系、内分泌系、免疫系のバランスにより維持されています。それらの機能を十分に発揮させるためには、代謝酵素が不可欠です。酵素の重要性を認識し、日頃の生活習慣、食習慣を見直して、酵素の温存量を増やす自分に適した方策を見出すことが肝要ではないだろうかと思います。

それにはプラントベース・ホールフード・ローフードを中心とした酵素食摂取が最も重要と考えます。また現代社会においては、ストレスを溜めない思考をする工夫や適度な運動も欠かせません。

そして、不慮の災害による怪我などで緊急を要する外科手術は別ですが、命が終わる瞬間まで「自分の健康には自分が責任を持つ」という決意が必要だと思います。

このように、病気にならない方策は極めて単純明快であると感じていまして、酵素栄養学を学び病気に対する不安を払拭することが鍵ではないかと思っています。そうすれば、過度なストレスのない快適で楽しい毎日が訪れてくれるはずです。

健康の維持向上に適した食事

ヒトはもちろん哺乳類の最小生命単位は、脂質二重層と呼ばれる膜で覆われた細胞です。この膜が丈夫で柔軟であることが細胞の健康、即ち人の健康に直結しており、食事で摂取する脂肪の質が極めて重要になります。

細胞の周囲は水分の多い間質液と呼ばれる液体で覆われており、また内側にも水分が多く存在します。多細胞生物にとっての細胞環境とは、この間質液であると言って良いのではないかと思っています。前にも述べましたが、間質液の質が接する細胞環境の良否を左右しているのではないかと考えています。

この間質液に酸素や栄養素などを届ける血液は血管を流れていますが、血管もまた細胞で、間質液中の栄養素などによって養われています。

血液が血管中をスムースに流れ、良質な栄養素が必要量間質液に供給されることがいかに大切であるかを理解するに至りました。

こういったことが理解できるようになったのも、本書の中でいくどとなく登場してきた偉大な博士たちの考え方を学べたおかげに他ならないのですが、そんな博士たちと出会える幸運に恵まれました。それが国際学会への参加です。

2016年と2017年の秋、アメリカ・ロサンゼルス市近郊のアナハイムで行われました国際学会に参加しました。

全米各地と世界から約800名が参加しましたが、ほとんどが医療関係者で7割以上はドクターとのことでした。私はコロラド州デンバーにありますNTI（栄養療法大学）の通信教育で、「栄養コンサルタント」に認定されておりましたので参加が許されました。アメリカには栄養療法士という資格があり、栄養療法を希望する患者さんを独自あるいは医師とコラボして治療しているそうです。

さて、学会ではがん発症とたんぱく質摂取の関係を解明されたコリン・キャンベル博士や、1956年メルボルン・オリンピックのボート競技でアメリカチームの一員として金メダルを獲得した経歴を持つ著名な心臓外科医コールドウェル・エセルスティン博士を中心にナチュラルハイジーン（19世紀のアメリカで開発された自然健康法）の先生方がレクチャーされました。

学会は朝8時に始まり、夜9時までと長時間ですので、昼食や夕食が同じ会場で提供されるのですが、ほとんど果物と新鮮な生野菜という内容でした。私の勧める酵素ファスティングでは、ドレッシングに味噌や醤油、お酢を使いますが、このときの食事で使用されていた豆腐を細かくして入れたドレッシングが印象的でした。

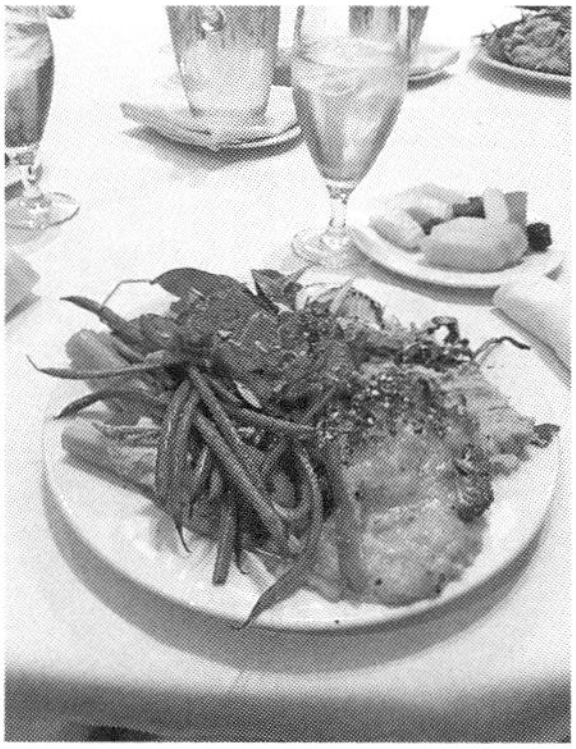
写真19　豆腐ドレッシング

印象的といえば、カンファレンスではプラントベース・ホールフード・ローフードの食事を続けることによる健康効果について、詳細でわかりやすい解説を聞くことができました。

自然治癒力という言葉は、多くの人がご存じだと思います。しかし、どのようなメカニズムで治癒力が発揮されるかを知っている、あるいは考えたことがあるかと問いますと、ほとんどの人は、「ノー」ではないでしょうか。

ましてや、「食事で健康を維持することができ、病気を治すことも可能である」などと言いましても、にわかには信じられないというのが一般的な反応です。

あるいはそれは批判となって研究者に返ってくることもありますが、先ほどのキャンベル博士は、「チャイナ・スタディーの批判に答える」というタイトルでお話しされました。

中国で実施されました大規模な疫学調査と長年の研究で得た結論である、「健康維持や多くの生活習慣病を改善する方法は極めてシンプルで、プラントベース・ホールフード・ローフードの食習慣に転換することである」という研究結果に対し各界から批判があがりましたが、それに答えたものです。

病気や健康に対する不安を一人でも多くの人に解消してもらうためには、困難ではあるがやり遂げる必要があるという82歳になる博士の決意がひしひしと伝わってきました。

パラダイムシフト

キャンベル博士は酪農家の家に生まれ、博学の父親を尊敬し、子供の頃学校で教えられた「牛乳は強くて健康な歯や骨を作ってくれる」とか「牛乳は、自然が与えてくれた最も完璧な食品だ」という言葉を信じて疑わなかったと述べています。

彼の博士課程における研究は、栄養学で習った基本である「より良質な栄養摂取」のために、「動物性たんぱく質生産力」の向上を目指して、牛や羊を早く成長させる方法を発見することであったそうです。

しかし、アメリカ政府の資金援助により、フィリピンにおける栄養失調の子供たちを救うプロジェクトに参加したとき、最も高たんぱくの食事をしている裕福な家庭の子供たちが、一番多く肝臓がんを罹患する場面に遭遇し、その奇妙な現象に興味を抱いたと述べておられます。

それまでの認識と180度異なる現実を解明するために、さまざまな調査研究を重ねた結果、牛乳に87％含まれているたんぱく質のカゼインが、がんの促進物質である事実を突き止められました。

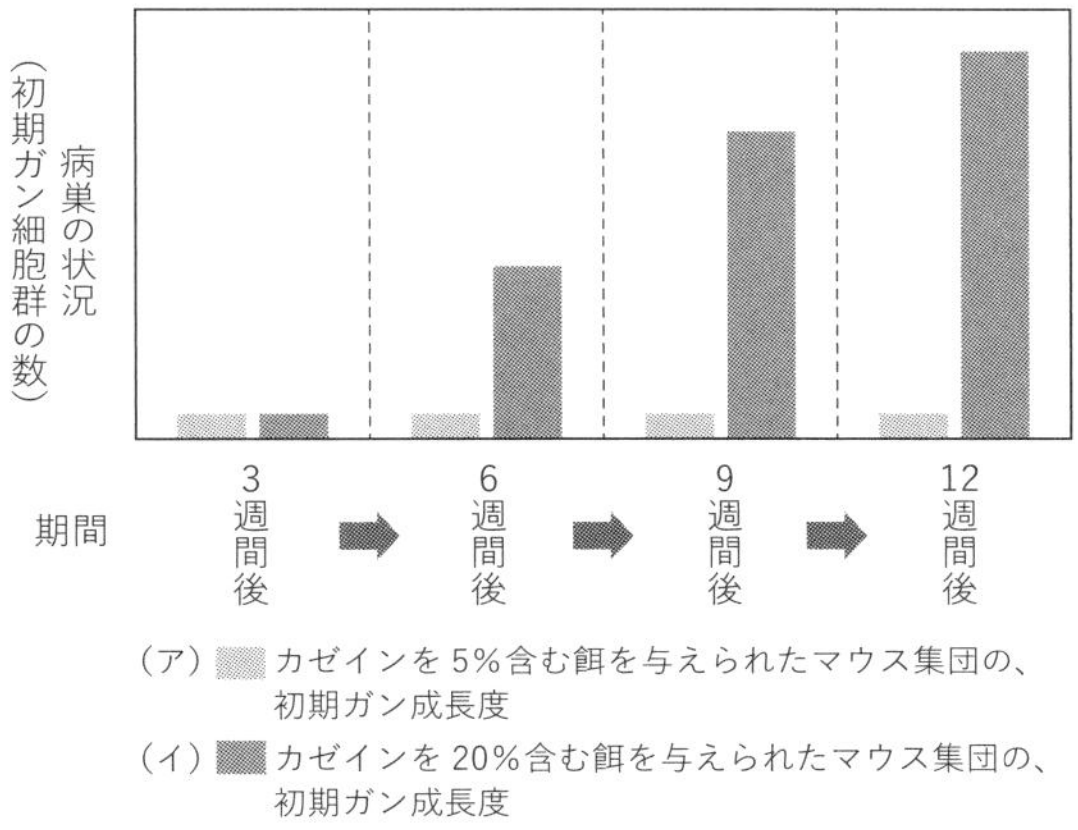

図２　初期がんとたんぱく質の関係１

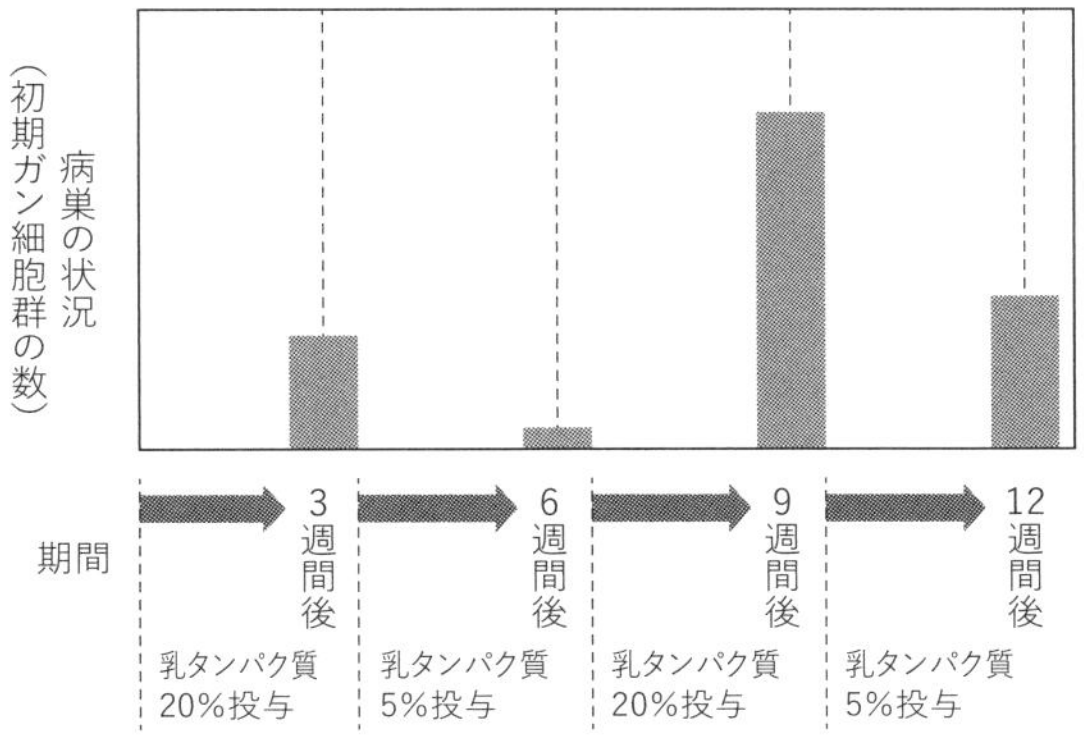

図３　初期がんとたんぱく質の関係２

参考：『葬られた「第二のマクガバン報告」上』

図2（この図は、コリン・キャンベル、トーマス・M・キャンベル著、松田麻美子訳『葬られた第二のマクガバン報告』を参考にしています）は、がんを発生させたマウスに5％のカゼインを含む餌を与えた集団と、20％与えた集団を比較した研究結果です。20％では週の経過とともにがん細胞数が増加していますが、5％では変化が見られません。

図3は、病巣の変化状況です。初期がんのマウスにカゼイン20％を含む食事を与え、がん細胞が増殖した3週後5％にしたところ、がん細胞が減少し、6週後に20％投与するとがん細胞が増加に転じ、9週後再度5％にしたところ再び減少したことを示しています。

カゼインの量により、がんの増殖を「ON」にも「OFF」にもできる、すなわちコントロールできるとマウスを用いた実験により実証したものです。

例えば、アフラトキシンやダイオキシン、ニトロソアミン、放射線など、がん発生物質が多量であっても、カゼインなどの促進物質摂取を総摂取カロリーの5％以下にすればがんを発症することはないし、コントロールできることが示されたわけです。

また、中国で実施された疫学調査とその後の研究で、小麦や大豆など植物性たんぱく質はカゼインをほとんど含んでいないために、がんの増殖・促進をさせることがな

表２　植物性と動物性（キャンベル博士のスライドを翻訳）

植物性食品及び動物性食品の有用栄養素比較（各500キロカロリー）

栄養素	植物性食品	動物性食品
コレステロール（mg）	0	137
脂肪（ｇ）	4	36
たんぱく質（ｇ）	33	34
βカロテン（mcg）	29.919	17
食物繊維（ｇ）	31	0
ビタミンＣ（mg）	293	4
葉酸（mcg）	1168	19
鉄（mg）	20	2
マグネシウム（mg）	548	51
カルシウム（mg）	545	252

く安全で、安心して食することができることも発見されました。

心臓病、脳血管疾患、糖尿病、自己免疫疾患、うつ病、認知症、アルツハイマーなどの生活習慣病は、現代医学では原因不明の疾患であって、薬の投与や注射などにより症状を抑える対処療法が中心です。しかしこれらの疾患であっても、プラントベース・ホールフード・ローフードの食事に変更することだけで、症状の改善あるいは治癒が期待できることを心臓外科医であるエセルスティン博士（『心臓病は食生活で治す』の著者）を始め多くの専門医が証明し確認しています。

表2は国際学会でキャンベル博士が講話中に示されたスライドを翻訳したものですが、植物性の食事のほうが動物性の食事より有用な栄養素の含有量がはるかに多いことがわかります。

ただ、表2にも書いてありますように、植物性、動物性とも500kcalに含まれる栄養素の量です。例えば、大きいステーキならば1枚で済みますが、野菜サラダの場合は食べきれない量になりますので、そのへんは注意が必要です。

とはいえ、植物性の食事が健康に良いのは間違いないでしょう。ベータカロテンや葉酸の含有量は植物が圧倒的に多いですが、特に着目していただきたい栄養素は、コレステロールと食物繊維です。

また、たんぱく質の含有量が植物も動物と同等であることも見逃せない事実です。動物性たんぱく質が良質であるといわれた理由は、九つある必須アミノ酸のすべてを満遍なく含んでおり、効率よく体内に吸収することができるためです。一方、植物性たんぱく質の必須アミノ酸には含有率の偏りがありますが、旬の野菜や果物を毎日いろいろな種類摂取することによって、たんぱく質合成に必要な必須アミノ酸を十分に補給することが可能であると考えられます。

また、野菜類、果物等植物は土壌に根を張っているため、動き回ることができません。紫外線や風、雨、雪など厳しい自然環境あるいは昆虫の被害を回避するために、必要な物質を自ら産生し蓄えています。その一つが、植物特有の抗酸化物質であるファイトケミカルです。酵素活性に必要なビタミン、ミネラルも豊富に蓄えています。

プラントベース・ホールフード・ローフードの食事にしますとコレステロール摂取は0であり、豊富な食物繊維と抗酸化物質の体内への取込みができるため、乳がん、各種生殖器がん、心臓病、脳血管疾患、糖尿病、自己免疫疾患などの罹患を避けることや病状を回復させることが可能になるとも考えられます。

そして、妻と私は経験としてそれを実感しているのです。

妻が難病を発症したとき、医師の方々は「この病気は原因不明であり、一生完治しない」と明言され、何種類もの薬を処方し、1日おきの自己注射も指示されました。

私たちは忠実に指示を守っておりましたが、先生方のお言葉通り次第に症状が悪化していく毎日を暗澹たる気持ちで過ごしていました。

しかし、千島学説と酵素栄養学を知り、薬剤の使用をすべて同時に止め二つの学説に基づく食事療法を取り入れましたところ、約4ヵ月で発病前の健康を取り戻しました。

4ヵ月は、赤血球の寿命の120日に相当します。即ち、4ヵ月で赤血球がほとんど新しく生まれ変わることを意味します。

この経験から、プラントベース・ホールフード・ローフードの酵素食（生の季節野菜や果物を主に摂り入れた食事）が、病気予防と治癒に最適な食事であると確信するに至りました。

そして、食に対する意識の高まりから、我が家の家庭菜園には自然農法を取り入れています。栽培しています里芋とサツマイモは草とともに順調に成長し、秋になりますと収穫期を迎えます。

自然農法とは、不耕起、無肥料、無除草、無農薬で作物を栽培する方法です。光合成が順調に行われるように草が作物より大きく成長しないよう多少の手助けはしますが、見事に成長し、豊富な栄養素を蓄積してくれます。

収穫した作物の大きさや形はバラバラですが、子供の頃に栽培した作物のように味は濃厚です。

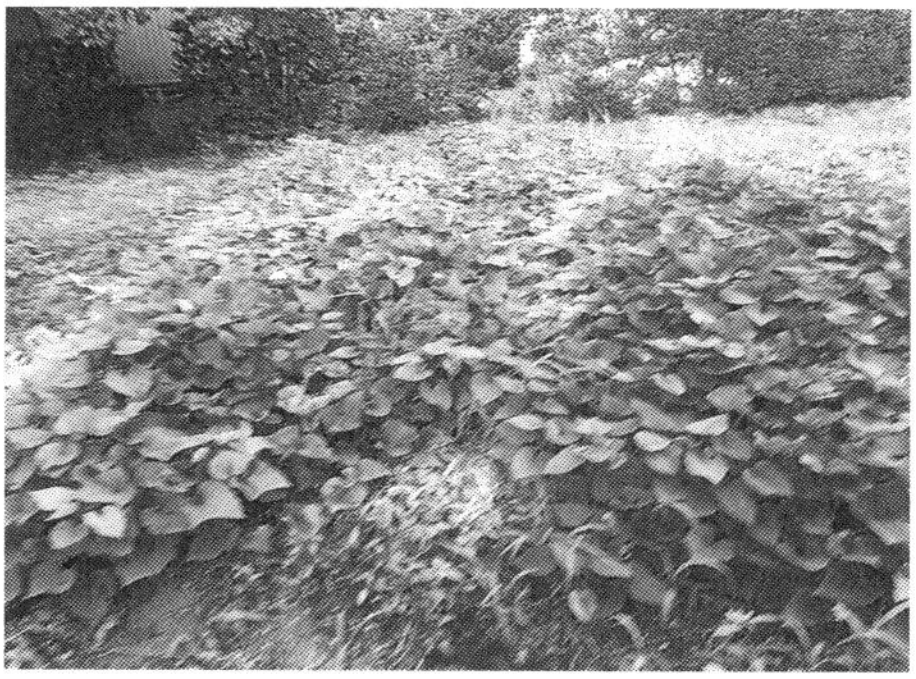
写真 20　家庭菜園の様子

農業機材や肥料等が進化した現在の農業は、トラクターで耕起し、大量の肥料と農薬、除草剤・殺菌剤・殺虫剤等を散布、形や大きさを揃え見た目を良くして消費者購買意欲を掻き立てることに重点を置くようになっています。その結果、栄養素の蓄積量が減少し、味の均一化で自然の味が失われた作物が多くなったような気がします。

また、残留農薬が社会問題化したりもしています。農薬である除草剤や殺虫剤・殺菌剤は、動物にはなく微生物や植物の多くが持っています芳香族アミノ酸（チロシン、フェニルアラニン、トリプトファン）の生合成を担当しているシキミ酸経路を遮断して、たんぱく質合成を阻害し成長を抑制する薬剤です。雑草や害虫に有効な量は微量ですし、シキミ酸経路を持たない人体への影響はほとんどないといわれますが、体内に取り入れられた場合、常在細菌のシキミ酸経路が阻害され有用菌の生産するビタミンＢ類等が減少するため健康被害が生じる可能性もあると考えられます。

健康長寿のためには農作物を自家栽培することが望ましいと思われますが、不可能な場合は減農薬あるいは無農薬作物を入手するように心掛けると良いのではないかと思い実践しています。

和食は健康維持に適する

伝統的な和食は、梅干しや糠漬けを始め各種の発酵食品、味噌・醤油を用いた汁物、豆腐や納豆、根菜類の煮物など栄養のバランスが整った、他の国々の食事とは類を異にする内容となっています。

これが免疫力を高める基になっていると考えて良いのではないかと思っています。

2013年、「和食：日本人の伝統的な食文化」がユネスコ無形文化遺産に登録されました。日本固有の特徴的な食材として挙げられるのは、海藻類（コンブ、わかめ、のり、もずく）、ごぼう、こんにゃく、里芋、みそ、醤油、豆、豆腐、大根おろしといったところでしょうか。

このような和食の食材には食物繊維及び抗酸化物質の含有量が多く、その結果免疫力が強くなっているのではないかと考えられます。

以下二つは、2018年と2019年に発表された医学論文です。いずれも、海藻類に多く含まれているフコイダンの有効性に関する研究です。

・Fucoidan Inhibits Radiation-Induced Pneumonitis and Lung Fibrosis by

Reducing Inflammatory Cytokine Expression in Lung Tissues（2018/10/19）
H.H.YU,E.Chengchuan.Ko,C.L.Chang,K.S.P.Yuan-Mar Drugs 2018
（フコイダンは、肺組織における炎症性サイトカインの発現を低下させることにより、放射線誘発肺炎と肺線維症を抑制する）

・A marine-sourced fucoidan solution inhibits Toll-like-receptor-3-induced cytokine release by human bronchial epithelial cells（2019/01/01）
M.Dutot,S.Grassin-Delyle,H.Salvator,M.Brollo-International Journal of Biological 2019
（海洋由来のフコイダン溶液は、ヒト気管支上皮細胞によるＴＬＲ３誘導性サイトカイン放出を阻害する）

また、「日本食で死亡リスクが低下」という研究が２０２０年９月11日公開されました。国立がん研究センターなどによる多目的コホート研究（ＪＰＨＣ研究）によるもので、詳細は「European Journal of Nutrition」７月16日オンライン版に掲載されたそうです。そこでは次のように解説されています。

「日本食パターンのスコアが高い群では、海藻や漬物、緑黄色野菜、魚介類、緑茶に含まれる健康に有益な栄養素（食物繊維や抗酸化物質、カロテノイドやエイコサペンタエン酸など）の摂取量が多かったことが考えられる」

和食は食物繊維や抗酸化物質の含有量が多いため、免疫力を高める効果があります。酵素食（プラントベース・ホールフード・ローフード）を基本にして日本特有の食材を使用した食事が腸内環境を整え、細胞環境である間質液の質向上に寄与する結果ではなかろうかと考えています。世界の国々から寄せられるＣＯＶＩＤ-19の感染者数・死亡者数データによってその事実が明らかになっていると思っています。

病気予防と健康維持に極めて有効であると思いますので、ぜひご自分で試して確認していただければ幸いです。

そして、食事の内容とともにもうひとつ、本書のなかで訴え続けてきた重要なことがあります。それは「お腹がグーと鳴るまで食事はしない」。

免疫系、内分泌系、神経系のバランスが免疫力維持に必要であることはわかりましたが、免疫力を高めるためには、細胞を健康で元気な状態に保持しておく必要があります。つまり、肉食を控えて必要最小限とし、同時にインスリンの過度な分泌を促す精製された砂糖、精白米、精白粉などを使用した食品摂取を控え、基底レベルのオートファジー機能を抑制させない工夫です。

こうして細胞内のＥＲＣ（染色体外環状ｒＤＮＡ）、劣化したあるいは不要になったたんぱく質や細菌類を細胞質に溜めることなく分解してアミノ酸にしておけば、必要な酵素や免疫細胞の生産がいつでもスムースに行われます。

少食とアルカリ性食品の摂取を心掛け、お腹がグーと鳴るまで食事を控え、野菜や果物を多く摂る食事が理想ではないかと考えます。

お腹が空くと鳴るのは、次の食事に備え消化管内を掃除し腸内細菌の異常増殖を抑制する重要な機能のためだといわれます。胃から腸にかけて断続的な空腹時収縮が発生し、このときガスや水分の多い内容物が押し出されるためで胃腸の活動が正常である証拠なのだと解説されています。

おわりに

妻の難病発症でお世話になったお医者様方特に主治医は、大変まじめで献身的で「患者を少しでも楽にしてやりたい」と必死に努力されていました。心から感謝し、御礼申し上げたいと思います。

私の願いは、医学界が「ヒポクラテスの誓い」を再確認されることです。

宇宙の誕生がビッグバンの結果であるのと同様、結果には必ず原因があるはずです。原因を徹底的に追究するのが科学者であり、数十年にわたり原因不明を放置する現代医学界の姿勢には疑問を感じざるを得ません。

およそ2500年前、古代ギリシャの医聖と呼ばれますヒポクラテスは「汝の食事を薬とし、汝の薬は食事とせよ」など多くの格言を残しています。

適切な生活習慣・食習慣が病気の予防と治癒に重要である真実を医学界が認識し、

一般に広めて人々の不安を取り除くことが先決ではないかと思うのですがそれができない事情は何なのでしょうか。

多くの大学医学部には、カリキュラムとして栄養学がないそうです。医学教育の現場では、診断法と病名の決定、症状を和らげる薬剤の処方がメインであると聞いています。

病気治癒の理由を説明しない現代医学

そして、現代医学は病気治癒の理由を説明しません。原因不明で一生完治しないと宣告された妻の難病・多発性硬化症が薬剤の服用や自己注射を中止して15年以上経過したにもかかわらず、再発の兆候が見られずＭＲＡ検査所見、診断による神経異常も認められない事実を説明することはありません。

また、世界での多発性硬化症患者数２５０万人は欧米など肉類摂取量の多い酪農国に集中しており、日本におけるこの病気の患者数が1万9千名程度にとどまっている理由も説明されません。マッカリソン卿が述べておられるように、医師の方々は健康にはあまり興味がないのかもしれません。

１９７７年に公表されたアメリカ上院の栄養問題調査特別委員会報告（通称マ

クガバンレポート）は、「近年著しく増加して国の財政を圧迫しているがん、心臓病、脳卒中など多くの生活習慣病は、不適切な食生活が原因になって起こる〝食源病〟である」と喝破しています。また医学についても、「薬や手術に偏り過ぎ、栄養に盲目な片目の医学を変革する必要がある」と結論したそうです。

同じ時期、東北大学教授の近藤正二博士は全国の長寿・短命地域を現地調査され、長寿・短命の決め手が食習慣であった事実に遭遇して大変驚かれたと記されています。

中世ヴェネツィア共和国の都市パドヴァで行政長官を務められたルイジ・コルナロや江戸時代の観相家水野南北は、自らの健康回復を模索する中で極少食を実践しその効果を書き残しています。科学的エビデンスがまったく知られていない時代でしたが、2016年大隅博士のノーベル賞受賞理由とされたオートファジー機能の解明やシンクレア博士のERC発生メカニズムの研究等により効果の正しさが証明されたのではないでしょうか。

そして、千島学説と酵素栄養学は、医学が原因不明としている多発性硬化症という難病の原因を、不適切な生活習慣・食習慣による腸内環境の悪化であると明確に指摘しました。

医学は医師法及び薬機法に則って診断し薬の処方をする必要があり、食べ物や食品のカテゴリーに属しているビタミンCなどを病気の予防や治療のために活用することができないのかもしれません。

もしそうであるならばマクガバンレポートの結論に示されているように医学を抜本的に変革し、原因不明で一生完治しないと宣告され苦しんでいる多くの難病患者に対しても、的確な治療が施せる体制を早急に整えるよう切に希望したいと思います。

私は妻の難病治癒が、適正な生活習慣・食習慣に改善した結果であると確信するに至りました。発想の転換をすることにより、病気治癒や健康維持は容易に実現できることを理解していただければ嬉しい限りです。

参考書籍

第1章

『家庭でできる自然療法　誰でもできる食事と手当法』東城百合子　あなたと健康社
『間違いだらけの医者たち　現代医学を揺るがす千島学説』忰山紀一　徳間書店
『「ガン呪縛」を解く　千島学説パワー』稲田芳弘　Ｅｃｏ・クリエイティブ
『隠された造血の秘密　腸管造血説と幻の造血幹細胞』酒向猛　Ｅｃｏ・クリエイティブ
『現役医師が教えるガンの克服術　自分に合った最高の治療法を選んで、完全治癒を手に入れる！』酒向猛　太陽出版
『現代版　食物養生法―先端医療で使われる薬効食品の効力とメカニズム』鶴見隆史　評言社
『スーパー酵素医療　最強の福音！　なぜ治るのか、答えはここにある！』鶴見隆史　グスコー出版
『キラーフード　あなたの寿命は「酵素」で決まる』エドワード・ハウエル著　瀬野川知子訳　現代書林

『ENZYME NUTRITION』Dr EDWARD HOWELL Avery
『葬られた「第二のマクガバン報告」上・中・下』
T・コリン・キャンベル　トーマス・M・キャンベル　松田麻美子訳　グスコー出版
『THE CHINA STUDY』T. COLIN CAMPBELL, PHD AND THOMAS M. CAMPBELL II
BenBella Books
『病気を癒し、老化を防ぐ酵素の治癒力 健康のカギを握るあなたの「ボディ・タイプ」は？』
ディッキー・フュラー　竹内進一郎監訳　現代書林
『血液と健康　血球誕生から最新治療まで』三浦恭定　裳華房
『LIFESPAN 老いなき世界』デビッド・A・シンクレア　東洋経済新報社

第２章

『細胞が自分を食べる　オートファジーの謎』水島　昇　ＰＨＰ研究所
『「医食同源」食とからだ・こころ』津金昌一郎　ドメス出版
『超医食革命「フォークス・オーバー・ナイブズに学ぶ」』
ジーン・ストーン編　大島　豊訳　松田麻美子監修・特別寄稿　グスコー出版

『からだの機能を開発する　あなたの中のすばらしい世界』
　ロジャー・ウィリアムス　泉谷希光監訳　中央公論社
『生菜食健康法』甲田光雄　春秋社
『病気にならない生き方　ミラクル・エンザイムが寿命を決める』新谷弘実　サンマーク出版
『病気にならない人は知っている』ケヴィン・トルドー　黒田眞知訳　幻冬舎
『ジョナサン・ライト博士の新・栄養療法』
　ジョナサン・V・ライト　丸元康生訳　廣済堂出版
『ケトン体が人類を救う　糖質制限でなぜ健康になるのか』宗田哲男　光文社
『腸は考える』藤田恒夫　岩波書店
『猛毒「酸性腐敗便」が突然死を招く　脳・心臓をストップさせる異常腸内便の正体』
　横田貴史　ハート出版
『スンナリわかる脂肪の本　中性脂肪って何？ コレステロールって何？』
　丸元康生　主婦と生活社
『危険な油が病気を起こしてる　現代風食用油製造の内幕を暴く』
　J・フィネガン博士　今村光一訳・解説　中央アート出版社
『「水分の摂りすぎ」は今すぐやめなさい　細胞が元気になる根本治療法』

石原結實　三笠書房
『LIFE SCIENCE（ライフ・サイエンス）　長生きせざるをえない時代の生命科学講義』
吉森 保　日経ＢＰ
『SUPERAGERS　老化は治療できる』
ニール・バルジライ　牛原眞弓訳　ＣＣＣメディアハウス
『超高濃度ビタミンＣ点滴療法』水上 治　ＰＨＰ研究所
『ビタミンＣがガン細胞を殺す』柳澤厚生　ＫＡＤＯＫＡＷＡ
『「糖化」を防げばあなたは一生老化しない』久保 明　永岡書店
『医学常識はウソだらけ　分子生物学が明かす「生命の法則」』三石 巌　祥伝社
『心臓病は食生活で治す』
コールドウェル・Ｂ・エセルスティン・ジュニア　松田麻美子訳　角川学芸出版
『老けたくなければファーストフードを食べるな　老化物質ＡＧＥの正体』
山岸昌一　ＰＨＰ研究所
『がんは誰が治すのか　治癒のしくみと脳のはたらき』松野哲也　晶文社
『超不都合な科学的真実』ケイ・ミズモリ　徳間書店
『解剖学の抜け穴　解剖学教室の講義余禄から』橋本一成　フリープレス

第3章

『図解　量子論がみるみるわかる本』佐藤勝彦監修　PHP研究所
『強い力と弱い力　ヒッグス粒子が宇宙にかけた魔法を解く』大栗博司　幻冬舎
『ポケット図解　最新　超ひも理論がよーくわかる本』伊藤英男　秀和システム
『元素のことがよくわかる本』ライフ・サイエンス研究班　河出書房新社
『暗記しないで化学入門　電子を見れば化学はわかる』平山令明　講談社
『イオンが好きになる本　もう化学は、つらくない！』米山正信　講談社
『元素周期表で世界はすべて読み解ける』吉田たかよし　光文社
『化学反応はなぜおこるか　授業ではわからなかった化学の基礎』上野景平　講談社
『やさしいバイオテクノロジー　カラー版　遺伝子の基礎知識からiPS細胞の話題まで』
芦田嘉之　SBクリエイティブ
『生命の意味論』多田富雄　新潮社
『「思考」のすごい力』ブルース・リプトン著　西尾香苗訳　PHP研究所
『細胞の中の分子生物学　最新・生命科学入門』森　和俊　講談社

『新しい高校教科書に学ぶ大人の教養　高校生物　いまどきの高校生は知っている。遺伝子・DNAの仕組み！』夏緑　秀和システム
『からだの中の外界　腸のふしぎ　最大の免疫器官にして第二のゲノム格納庫』上野川修一　講談社
『たんぱく質入門』武村政春　講談社
『腸は考える』藤田恒夫　岩波書店
『HSPと分子シャペロン　生命を守る驚異のタンパク質』水島 徹　講談社
『生命のセントラルドグマ　RNAがおりなす分子生物学の中心教義』武村政春　講談社
『分子生物学の基礎　第4版』George M.Malacinski　川喜田正夫訳　東京化学同人
『マクマリー生化学反応機構　―ケミカルバイオロジー理解のために―』John McMurry・Tadhg Begley　長野哲雄監訳　浦野泰照・小島宏建・鈴木紀行・平野智也訳　東京化学同人
『宇宙エネルギーがここに隠されていた　原子力も石油も必要なかった　昆虫学者が解明した天然自然の代替エネルギーの謎』ケイ・ミズモリ　徳間書店
『身軽にいきましょうや　中年からのスピリチュアル・ライフ』町田宗鳳　説話社
『朽ちていった命　被曝治療83日間の記録』NHK「東海村臨界事故」取材班　新潮社

第4章

『コアテキスト1　人体の構造と機能』
下　正宗・前田　環・村田哲也・森谷卓也　医学書院
『コアテキスト2　疾病の成り立ちと回復の促進　1総論』
下　正宗・前田　環・村田哲也・森谷卓也　医学書院
『基礎から学ぶ生物学・細胞生物学』和田　勝　羊土社
『基礎栄養学　改訂8版』
飯塚美和子・奥野和子・麻見直美・木本万里・塚原典子・寺田和子・保屋野美智子・三浦麻子　南山堂
『大養生　スピリチュアルに生きる』帯津良一　太陽企画出版
『疲れをためない生き方　もっとタフになるための免疫力講座』安保　徹　幸福の科学出版

第5章

『断食療法の科学　体質改造の実際』甲田光雄　春秋社
『脳がよみがえる断食力』山田豊文　青春出版社

『体が生まれ変わる「ケトン体」食事法』白澤卓二　三笠書房
『断食でがんは治る』鶴見隆史　双葉社

第6章

『健康の輪　病気知らずのフンザの食と農』
　G・T・レンチ　山田勝巳訳　島田彰夫解　人間選書　日本有機農業研究会
『食べ物を変えれば脳が変わる』生田　哲　PHP研究所
『心の病は食事で治す』生田　哲　PHP研究所
『食べものだけで余命3カ月のガンが消えた　全身末期ガンから生還した、私のオーガニック
　薬膳ライフ』高遠智子　幻冬舎
『いまの食生活では早死にする　アメリカ上院栄養問題特別委員会レポート』
　今村光一抄訳・編　経済界
『日本の長寿村・短命村　緑黄野菜・海藻・大豆の食習慣が決める　新版』
　近藤正二　付帯報告と解説　萩原弘道　サンロード出版
『無病法　極少食の威力』ルイジ・コルナロ　中倉玄喜編訳・解説　PHP研究所

『人の運は「少食」にあり「プチ断食」がカラダとココロに効く理由』町田宗鳳　講談社
『本当は危ない有機野菜　リサイクル信仰が生み出す「恐怖の作物」「無農薬で安全」に隠されたウソを暴く』松下一郎　徳間書店
『ニンジンから宇宙へ　よみがえる母なる大地』赤峰勝人　なずな出版部
『自然農法　わら一本の革命』福岡正信　春秋社
『田んぼ野っぱら農が好き』布施のり子　光陽出版社
『遺伝子組み換え（食物編）』天笠啓祐　現代書館
『遺伝子組み換え食品がわかる本』村田幸作・清水 誠　法研
『発酵道　酒蔵の微生物が教えてくれた人間の生き方』寺田啓佐　河出書房新社

〈著者紹介〉

矢澤淳良（やざわ あつよし）

NPO法人 日本酵素栄養学協会 理事長

1940年（昭和15年） 太平洋戦争勃発の約1年前、旧満州国奉天市（現在中国東北部遼寧省瀋陽市）生まれ
1945年5月上旬 終戦の約3か月前帰国、東京都下南多摩郡稲城村で終戦を迎える
1959年 防衛大学校入学
1963年 海上自衛隊に入隊、大型対潜哨戒機パイロットになる
1974年 日本航空株式会社入社
2000年 定年退職
2016年 NPO法人 日本酵素栄養学協会 理事長

多《た》発《はつ》性《せい》硬《こう》化《か》症《しょう》の妻《つま》が教《おし》えてくれたこと

2023年7月23日　第1刷発行

著　者　　NPO法人 日本酵素栄養学協会 理事長 矢澤淳良
発行人　　久保田貴幸

発行元　　株式会社 幻冬舎メディアコンサルティング
〒151-0051　東京都渋谷区千駄ヶ谷4-9-7
電話　03-5411-6440（編集）

発売元　　株式会社 幻冬舎
〒151-0051　東京都渋谷区千駄ヶ谷4-9-7
電話　03-5411-6222（営業）

印刷・製本　中央精版印刷株式会社
装　丁　　野口 萌

検印廃止

Printed in Japan
ISBN 978-4-344-94548-7 C0095
幻冬舎メディアコンサルティングＨＰ
https://www.gentosha-mc.com/